ビジュアルサージカル

消化器外科手術
胆道・膵臓

標準手技のポイントを**イラスト**と**動画**で学ぶ

■編集
遠藤 格
横浜市立大学医学部消化器・腫瘍外科学 教授

■編集委員
上西紀夫
公立昭和病院 院長／東京大学名誉教授

正木忠彦
杏林大学医学部外科（消化器・一般外科）教授

山本雅一
東京女子医科大学医学部消化器外科学（消化器・一般外科）教授

遠藤 格
横浜市立大学医学部消化器・腫瘍外科学 教授

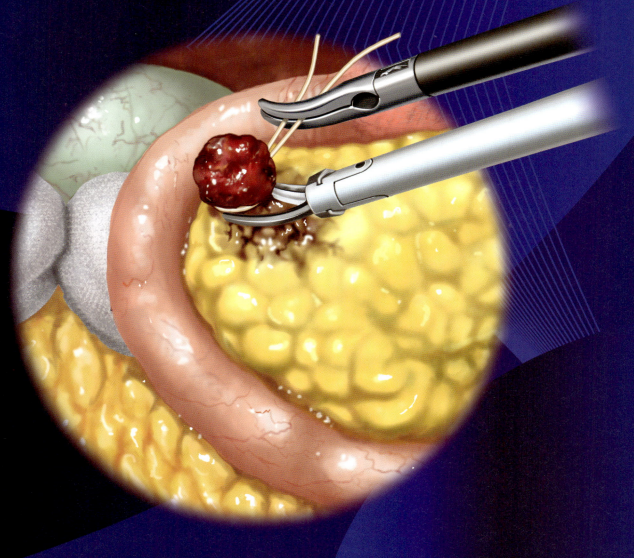

秀潤社
Gakken

本書に記載されている内容は，出版時の最新情報に基づくとともに，臨床例をもとに正確かつ普遍化すべく，執筆者，編集者，監修者，編集委員ならびに出版社それぞれが最善の努力をしております．しかし，本書の記載内容によりトラブルや損害，不測の事故等が生じた場合，執筆者，編集者，監修者，編集委員ならびに出版社は，その責を負いかねます．

また，本書に記載されている医薬品や機器等の使用にあたっては，常に最新の各々の添付文書や取り扱い説明書を参照のうえ，適応や使用方法等をご確認ください．

株式会社 Gakken

刊行にあたって

　外科医にとって，手術手技の向上は誰もが求め，悩む課題である．消化器外科の領域では，19世紀の終わり頃から胃の外科手術が始まり，今年で140年余りが過ぎようとしている．その間，様々な薬剤の登場や手術器具・手術機械が登場し，医療の現場は大きく発展・進歩を続けているが，日進月歩の医学の世界において，外科の基礎は手術であり王道であることは言うまでもない．

　外科医は常に学習・研究に励み，手技の研鑽を積み，目の前の患者の命を救うことが使命である．また，身に付けた知識と技術を後輩たちに伝えることも重要な役目である．外科医は，指導医や先輩医師の手技を見て学び，何度もトレーニングを行うことで技術を身に付けていく．そのような環境の中，経験の浅い若手外科医にとってわかりやすく解説された手術手技の入門書は，時代を問わず臨床の現場で常に必要とされている．

　シリーズ『ビジュアルサージカル　消化器外科手術』では，①上部消化管，②下部消化管，③肝臓・脾臓，④胆道・膵臓，⑤基本編の全5部作の構成とした．本シリーズでは，ハイレベルな手技は扱わず，若手外科医がマスターすべき基本の標準手技のみを取り上げ，解説している．本書は，従来の文字中心の教科書的な手術書ではなく，直感的に理解できるよう，精巧で美しいイラストをダイナミックに掲載し，わが国トップクラスの外科医たちが習得した手技のコツやポイントを余すことなく紹介している．さらに，本書内で解説された手技の動画を，スマートフォンやタブレットで確認することができる．まさに，本（イラスト）と動画を効果的に用いた時代に合った新しい手術書と言える．

　キャリアの浅い外科医やこれから消化器外科専門医を目指す若手医師，さらに若手医師を指導する立場の医師も，経験豊富な執筆陣の手術手技とその基礎となる考え方を確認してほしい．必ずや今後の臨床現場で役立つと，編集委員一同確信している．

　最後に，シリーズの企画・編集に尽力いただいた編集委員の先生方と，多忙な診療の中，執筆し磨き上げた技術の伝授に労をお取りいただいた先生方，そして極めて短期間で発行までこぎつけていただいた学研メディカル秀潤社の谷口陽一氏に，厚く御礼を申し上げる．

2018年爽秋

編集委員を代表して

上西 紀夫

序　文

　手術の進歩は日進月歩である.

　その時代の科学技術の影響を受けて手術手技は常に進化を続けている. 肝胆膵外科においても, 腹腔鏡下手術の導入とそこから得られた新知見を取り入れ開腹手術も進化を続けているのが良い例である. それ故に, 外科医の関心はどうしても最先端に向きがちである. しかし, 最先端を追及する姿勢が強すぎると時に不幸な結果に繋がってしまう. 外科医は常に安全性こそ最も重視すべきものであることを自らに戒める必要がある. 学会のビデオシンポジウムなどでも高難度手術のセッションが人気だが, そのような手術を行える術者が必ず通ってきた道が基本手技を学ぶことである.

　手術の基本はまず安定した「切る」,「剥がす」,「縛る」であり, それぞれの分野における「基本術式」と呼ばれる術式である. これらの手術が安全に施行できて初めて専門医レベルがクリアできたと言えるだろう. そのため, 本書ではまずはこれだけはマスターして欲しいと思う基本術式を取り上げた. また, 類書との差別化を図るため全く新しい実践的な内容とする編集方針で臨んだ. それは, 術式単位ではなく, 手術のステップごとに章を設け, それぞれの key point にはビデオ（動画）を付けた. また, 重要なポイントには「ポイント」や「Check」,「Don't」という見出しが付いている. 執筆者の長年の経験から得られたエッセンスがここに込められている. さらに, 図や写真もわかりやすいものを載せて頂くように執筆者にお願いした. これに対して, 多忙な日常診療のデューティにもかかわらず, 全ての執筆者が編集者の要請に真摯に応えて下さった. 改めて快く協力して頂いた多くの執筆者にこの場を借りて厚く御礼申し上げたい. 本書の出来上がりを見ると, 正に執筆者の努力の結晶と言える物となっている.

　ただ何分にも手術術式は施設による差があるものである. 自分の施設のやり方と微妙に違う点もあると思う. ぜひ, 御意見をお聞かせ願いたい. そして本書の良いところを吸収して自分なりの手術を会得して欲しい. 手術の前後には常に本書を手にとって予習復習に使って頂けるものになって欲しい. 正に若手消化器外科医の座右の書となることを祈念している.

　最後に, このような大役を与えて頂いた上西紀夫先生に感謝するとともに, 出版にご尽力下さった学研メディカル秀潤社の谷口陽一氏に心から感謝の意を表します.

2019 年 5 月

横浜市立大学医学部消化器・腫瘍外科学　教授

遠藤　格

本書の読み方

手術イラストと解説文で手技を学ぶ！

消化器外科医として身につけるべき手術手技を，イラストを中心に解説します．手術の概要から手順，実際の手技，術後のポイント，合併症について，ダイナミックに掲載された美しいイラストから直感的に学ぶことができます．達人が持つ技をマスターしましょう！

Step 1 手技のゴールでマスターすべきことを知る

対応する手術手順の番号を参考に手技のゴールを確認する．

手技のゴールと手術手順の番号が対応

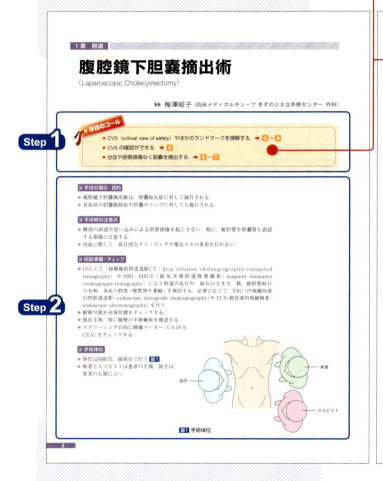

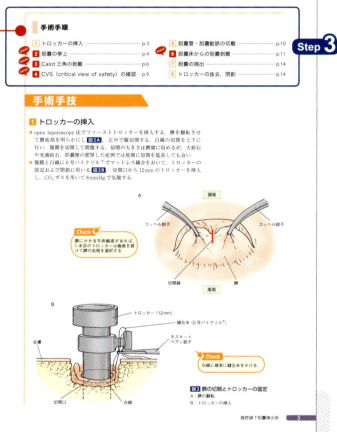

Step 2 手術について知る

手技の適応や目的，注意点，術前準備，手術体位など手術を行う前の流れをおさえる．

Step 3 手術の手順を知る

手術手順の一覧から手術の流れを理解する．

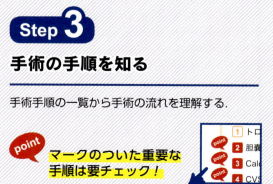

point マークのついた重要な手順は要チェック！

Step 4
手技を知る

ハイクオリティな手術イラストと達人の技を紹介した解説から手技を学ぶ.

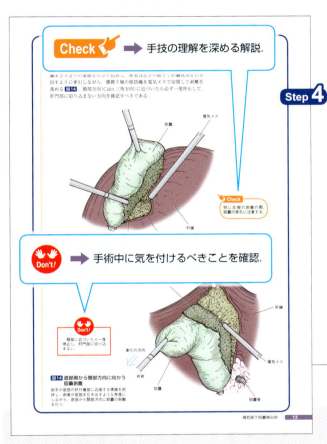

手技のポイント → 手術中の最も大事なことを確認.

Check → 手技の理解を深める解説.

Don't! → 手術中に気を付けるべきことを確認.

動画 → 手技を動画で確認. 詳細は p.viii 参照.

Step 5
手術後すべきことを知る

術後チェックポイントで, 手術の成功を確認する. さらに, 合併症について理解することで緊急時の対応も身につける.

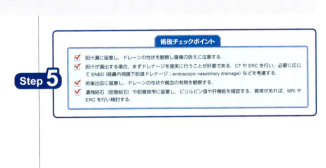

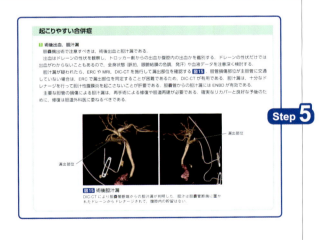

本書の読み方　vii

動画の見方

実際の手術動画を確認し，理解度アップ！

手術のなかで最も重要となるシーンは，イラストと文章だけでなく，動画でも確認できます．術者・助手の動きやタイミング，手術の流れを学ぶことができます．本書の図解と動画を併せて確認すれば，理解度がさらにアップします！

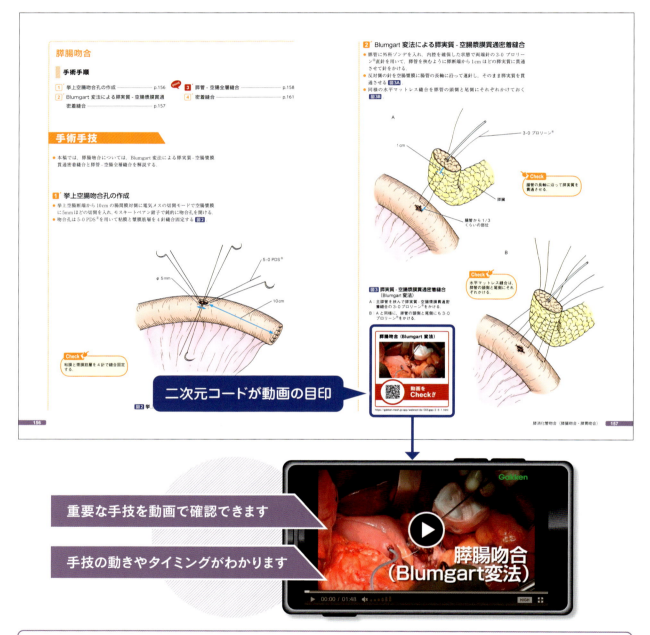

※動画に関する著作権は，すべて株式会社Gakkenに帰属します．本動画の内容の一部または全部を許可なく転載，改変，引用することを禁じます．

推奨閲覧環境
- パソコン（Windows または Macintosh のいずれか） ● Android™ OS 搭載のスマートフォン / タブレット端末 ● iOS 搭載の iPhone/iPad など
- OS のバージョン，再生環境，通信回線の状況によっては，動画が再生されないことがありますが，ご了承ください．
- 各種のパソコン・端末の OS やアプリの操作に関しては，弊社では一切サポートいたしません．
- 通信費などは，ご自身でご負担ください．
- パソコンや端末の使用に関して何らかの損害が生じたとしても弊社は責任を負わないものとします．各自の自己責任でご対処ください．
- 動画は予告なく削除される可能性があります．
* Android は Google LLC の商標です．

二次元コードリーダーの設定で，OS の標準ブラウザを選択することをお勧めします．

動画システム環境についてのお問い合わせは，med-hensyu@gakken.co.jp までお願いします．

動画の再生について

動画の再生には，トップメニューから動画を選択する方法と，直接動画を確認する方法の2つがあります．

A トップメニューから順番に動画を確認

 ← トップメニューの二次元コード

[URL] https://gakken-mesh.jp/app/webroot/ds/005gap/index.html

※このサイトへのリンクを禁じます

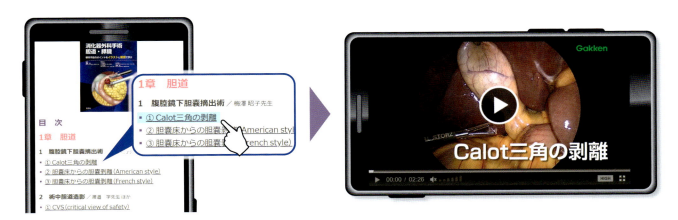

上記の二次元コードをスマートフォンの二次元コードリーダーで読み取るか，ご使用のブラウザに上記のURLを直接入力すると，動画のトップメニュー画面にジャンプします．目次の中から希望の手技を確認できます．

B 二次元コードから直接動画を確認

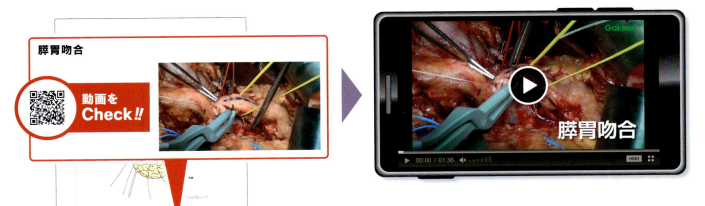

本文に印刷された二次元コードをスマートフォンの二次元コードリーダーで読み取ると，動画の再生画面にジャンプします．本文の解説と併せて手技を確認できます．

目次

ビジュアルサージカル
消化器外科手術　胆道・膵臓

▶ は動画がある項目です

1章　胆道 ……………………………………………………………………………… 1

1. 腹腔鏡下胆嚢摘出術 ／ 梅澤昭子 …………………………………………… 2
　手術手技 ………………………………………………………………………………… 3
　　トロッカーの挿入 ……………………………………………………………………… 3
　　胆嚢の挙上 ……………………………………………………………………………… 4
　　Calot 三角の剥離 ▶ …………………………………………………………………… 6
　　CVS（critical view of safety）の確認 ……………………………………………… 9
　　胆嚢管・胆嚢動脈の切離 …………………………………………………………… 10
　　胆嚢床からの胆嚢剥離 ▶ …………………………………………………………… 11
　　胆嚢の摘出 …………………………………………………………………………… 14
　　トロッカーの抜去，閉創 …………………………………………………………… 14
　起こりやすい合併症 ………………………………………………………………… 15

2. 術中胆道造影 ／ 渡邉　学，浅井浩司 ………………………………………… 16
　術中胆道造影手技 …………………………………………………………………… 18
　　胆嚢管切開法 ▶ ……………………………………………………………………… 18
　　ENBD 造影 …………………………………………………………………………… 24
　　胆嚢穿刺法 ▶ ………………………………………………………………………… 25
　　ICG 蛍光法 …………………………………………………………………………… 26
　起こりやすい合併症 ………………………………………………………………… 27

3. 総胆管切開術＋術中胆道鏡 ／ 中沼伸一，田島秀浩，太田哲生 …………… 28
　手術手技 ……………………………………………………………………………… 30
　　開腹および術野確保 ………………………………………………………………… 30
　　胆嚢摘出，胆嚢管よりチューブ挿入（C チューブ）……………………………… 31
　　総胆管の露出および切開 ▶ ………………………………………………………… 32
　　総胆管結石の除去 …………………………………………………………………… 33
　　術中胆道鏡の操作 ▶ ………………………………………………………………… 35
　　総胆管切開部の縫合閉鎖または T チューブ挿入 ………………………………… 36
　　ドレーン留置，閉腹 ………………………………………………………………… 38
　起こりやすい合併症 ………………………………………………………………… 39

4. 胆嚢床切除術（cystic plate の処理を含む） ／ 森末　遼，後藤田直人 ………… 40
　手術手技 ……………………………………………………………………………… 41
　　開腹，腹腔内検索 …………………………………………………………………… 41
　　肝十二指腸間膜リンパ節郭清 ……………………………………………………… 42
　　肝外胆管切除 ………………………………………………………………………… 42
　　肝切除，標本摘出 ▶ ………………………………………………………………… 43
　　胆管空腸吻合 ………………………………………………………………………… 45
　　ドレーン留置，閉腹 ………………………………………………………………… 46
　起こりやすい合併症 ………………………………………………………………… 47

5．肝十二指腸間膜リンパ節郭清／江畑智希，水野隆史，梛野正人 ……………… 48

手術手技 ……………………………………………………………………………… 49
　開腹 ………………………………………………………………………………… 50
　Kocher 授動術 ▶ ………………………………………………………………… 50
　総肝動脈周囲リンパ節郭清 ……………………………………………………… 51
　重要動脈と門脈の同定 ▶ ………………………………………………………… 52
　総胆管の同定・切離 ▶ …………………………………………………………… 53
　門脈本幹の露出 …………………………………………………………………… 55
　膵頭後面のリンパ節郭清 ▶ ……………………………………………………… 56
　門脈の全長露出と右門脈切離 ▶ ………………………………………………… 57
起こりやすい合併症 ………………………………………………………………… 59

6．膵・胆管合流異常に対する胆管切除術／志村正博，堀口明彦 ……………… 60

手術手技 ……………………………………………………………………………… 62
　開腹 ………………………………………………………………………………… 62
　胆嚢内胆汁の採取，胆嚢の遊離 ………………………………………………… 62
　胆嚢管よりチュービング，拡張胆管内胆汁の採取 …………………………… 63
　肝門部胆管の剥離 ………………………………………………………………… 64
　膵内胆管（narrow segment）まで総胆管を剥離 ▶ …………………………… 64
　胆道直接造影 ……………………………………………………………………… 65
　膵内胆管の切離 …………………………………………………………………… 66
　総肝管の切離 ……………………………………………………………………… 66
　胆管空腸吻合 ……………………………………………………………………… 67
　空腸空腸吻合 ……………………………………………………………………… 70
　ドレーン挿入，閉腹 ……………………………………………………………… 71
起こりやすい合併症 ………………………………………………………………… 71

7．胆管空腸吻合／樋口亮太，山本雅一 ……………………………………………… 72

手術手技 ……………………………………………………………………………… 73
　肝門部胆管を切除する膵頭十二指腸切除術での胆管空腸吻合 ……………… 73
　　再建の準備 ……………………………………………………………………… 74
　　挙上空腸側の吻合孔の作成，吻合部後壁の運針 …………………………… 74
　　吻合部後壁の縫合 ……………………………………………………………… 75
　　吻合部前壁の運針 ……………………………………………………………… 76
　　吻合部前壁の縫合 ……………………………………………………………… 76
　胆管切除を伴う右肝尾状葉切除での胆管空腸吻合 …………………………… 77
　　胆管の切離 ……………………………………………………………………… 77
　　再建の準備 ……………………………………………………………………… 77
　　挙上空腸側の吻合孔の作成 …………………………………………………… 78
　　吻合部後壁の運針 ……………………………………………………………… 78
　　吻合部後壁の縫合 ……………………………………………………………… 79
　　吻合部前壁の運針と縫合 ……………………………………………………… 79
　胆管切除を伴う左肝尾状葉切除での胆管空腸吻合 …………………………… 80
　　胆管の切離 ……………………………………………………………………… 80
　　再建の準備 ……………………………………………………………………… 80
　　挙上空腸側の吻合孔の作成，吻合部後壁の運針 ▶ ………………………… 81
　　吻合部後壁の縫合 ……………………………………………………………… 82
　　吻合部前壁の運針と縫合 ……………………………………………………… 82
　　別孔の吻合 ……………………………………………………………………… 83
起こりやすい合併症 ………………………………………………………………… 84

8. 十二指腸乳頭形成術 ／ 進藤幸治，大塚隆生，中村雅史 …………………………… 85

手術手技 ……………………………………………………………………………………… 86
開腹 …………………………………………………………………………………………… 86
十二指腸切開 ……………………………………………………………………………… 87
乳頭把持 …………………………………………………………………………………… 87
乳頭切開と縫合固定 ▶ ………………………………………………………………… 88
膵管の確保 ………………………………………………………………………………… 89
十二指腸減圧チューブの留置 ………………………………………………………… 90
十二指腸の閉鎖 …………………………………………………………………………… 91
閉腹 ………………………………………………………………………………………… 91
胆嚢摘出＋C チューブ …………………………………………………………………… 92
開腹～乳頭把持 …………………………………………………………………………… 92
C チューブ挿入 …………………………………………………………………………… 92
乳頭切開（胆管ガイド）と縫合固定 ………………………………………………… 93
C チューブ留置と胆嚢摘出 …………………………………………………………… 93
膵管の確保～閉腹 ………………………………………………………………………… 94
起こりやすい合併症 ………………………………………………………………………… 94

2章　膵臓 ………………………………………………………………………………………… 95

1. 膵実質切離法（メス・ステープラー・エネルギーデバイス）
／ 山本智久，山木　壮，里井壯平 ………… 96
膵頭側切除の膵切離（メス）……………………………………………………………… 97
手術手技 …………………………………………………………………………………… 97
膵のトンネリング ……………………………………………………………………… 97
主膵管の位置の確認 …………………………………………………………………… 98
膵上下縁の処理 ▶ ……………………………………………………………………… 99
膵切離 …………………………………………………………………………………… 100
止血 ▶ …………………………………………………………………………………… 101
膵頭側切除の膵切離（超音波凝固切開装置）………………………………………… 102
手術手技 …………………………………………………………………………………… 102
膵のトンネリング ……………………………………………………………………… 102
主膵管の位置の確認 …………………………………………………………………… 102
膵切離 ▶ ………………………………………………………………………………… 102
止血 ……………………………………………………………………………………… 103
膵尾側切除の膵切離（メス）……………………………………………………………… 104
手術手技 …………………………………………………………………………………… 104
膵のトンネリング ……………………………………………………………………… 104
主膵管の位置の確認 …………………………………………………………………… 104
膵上下縁の処理 ………………………………………………………………………… 104
膵切離 …………………………………………………………………………………… 105
止血 ……………………………………………………………………………………… 105
主膵管部の縫合 ………………………………………………………………………… 105
膵尾側切除の膵切離（超音波凝固切開装置）………………………………………… 106
手術手技 …………………………………………………………………………………… 106
膵のトンネリング ……………………………………………………………………… 106
主膵管の位置の確認 …………………………………………………………………… 106
膵切離 …………………………………………………………………………………… 106
止血 ……………………………………………………………………………………… 107
主膵管部の縫合 ………………………………………………………………………… 107

膵尾側切除の膵切離（自動縫合器） ·· 107
　手術手技 ·· 107
　　膵のトンネリング ·· 107
　　膵切離 ·· 108
　起こりやすい合併症 ·· 109

2．膵腫瘍核出術 ／ 中村慶春，松下　晃，吉田　寛 ················ 110
　手術手技 ·· 112
　　膵被膜の切開 ▶ ·· 113
　　腫瘍と膵実質の遊離 ·· 114
　　核出した腫瘍の取り出し ·· 117
　　核出部の観察とドレーンの挿入 ·· 117
　　閉腹 ·· 117
　起こりやすい合併症 ·· 117

3．膵体尾部切除術 ／ 永川裕一，土田明彦 ······························ 118
　手術手技 ·· 121
　　開腹（開腹手術）・ポート挿入（腹腔鏡下手術） ···································· 121
　　脾周囲操作 ▶ ·· 122
　　膵上縁操作 ·· 124
　　膵下縁操作 ·· 126
　　膵切離 ·· 128
　　閉腹 ·· 128
　起こりやすい合併症 ·· 129

4．脾動静脈および脾温存膵体尾部切除術 ／ 木村　理 ················ 130
　手術手技 ·· 132
　　皮膚切開 ·· 132
　　膵前面の露出と膵体尾部の後腹膜からの剥離と脾臓の脱転 ·························· 132
　　脾静脈の同定 ·· 133
　　Toldt の癒合筋膜の切離と脾静脈の露出 ▶ ·· 133
　　脾動脈と膵臓との間の剥離 ·· 137
　　膵切離 ·· 138
　　SpDP の完成 ·· 138
　起こりやすい合併症 ·· 139

5．膵頭十二指腸切除術（膵頭神経叢・SMA 神経叢切除術）
／ 廣野誠子，山上裕機 ········· 140
　手術手技 ·· 142
　　mesenteric approach 法 ·· 142
　　　上腸間膜動脈と上腸間膜静脈の同定 ·· 143
　　　空腸動脈第 1 枝の同定 ·· 144
　　　下膵十二指腸動脈あるいは
　　　　下膵十二指腸動脈と空腸動脈第 1 枝の共通幹の切離 ······························ 145
　　　膵頭神経叢第 II 部の切離 ·· 146
　　　膵頭神経叢第 I 部の切離 ·· 148
　　　上腸間膜動脈神経叢の郭清 ▶ ·· 149
　　conventional approach 法 ·· 151
　　　膵頭部を右尾側へ牽引し，膵頭神経叢第 I 部を切離 ································ 151
　　　下膵十二指腸動脈・膵頭神経叢第 II 部を切離 ······································ 152
　起こりやすい合併症 ·· 153

目次　**xiii**

6．膵消化管吻合（膵腸吻合・膵胃吻合）／松山隆生，熊本宜文，遠藤　格 ⋯⋯⋯ 154

膵切離法 ⋯⋯⋯⋯⋯⋯⋯⋯⋯⋯⋯⋯⋯⋯⋯⋯⋯⋯⋯⋯⋯⋯⋯⋯⋯⋯⋯⋯⋯⋯ 154

手術手技 ⋯⋯⋯⋯⋯⋯⋯⋯⋯⋯⋯⋯⋯⋯⋯⋯⋯⋯⋯⋯⋯⋯⋯⋯⋯⋯⋯⋯⋯ 155

膵切離 ⋯⋯⋯⋯⋯⋯⋯⋯⋯⋯⋯⋯⋯⋯⋯⋯⋯⋯⋯⋯⋯⋯⋯⋯⋯⋯⋯⋯⋯ 155

膵腸吻合 ⋯⋯⋯⋯⋯⋯⋯⋯⋯⋯⋯⋯⋯⋯⋯⋯⋯⋯⋯⋯⋯⋯⋯⋯⋯⋯⋯⋯⋯⋯ 156

手術手技 ⋯⋯⋯⋯⋯⋯⋯⋯⋯⋯⋯⋯⋯⋯⋯⋯⋯⋯⋯⋯⋯⋯⋯⋯⋯⋯⋯⋯⋯ 156

挙上空腸吻合孔の作成 ⋯⋯⋯⋯⋯⋯⋯⋯⋯⋯⋯⋯⋯⋯⋯⋯⋯⋯⋯⋯⋯ 156

Blumgart 変法による膵実質 - 空腸漿膜貫通密着縫合 ▶ ⋯⋯⋯⋯⋯ 157

膵管 - 空腸全層縫合 ⋯⋯⋯⋯⋯⋯⋯⋯⋯⋯⋯⋯⋯⋯⋯⋯⋯⋯⋯⋯⋯⋯ 158

密着縫合 ⋯⋯⋯⋯⋯⋯⋯⋯⋯⋯⋯⋯⋯⋯⋯⋯⋯⋯⋯⋯⋯⋯⋯⋯⋯⋯⋯ 161

膵胃吻合 ⋯⋯⋯⋯⋯⋯⋯⋯⋯⋯⋯⋯⋯⋯⋯⋯⋯⋯⋯⋯⋯⋯⋯⋯⋯⋯⋯⋯⋯⋯ 162

手術手技 ⋯⋯⋯⋯⋯⋯⋯⋯⋯⋯⋯⋯⋯⋯⋯⋯⋯⋯⋯⋯⋯⋯⋯⋯⋯⋯⋯⋯⋯ 162

膵管完全ドレナージ ⋯⋯⋯⋯⋯⋯⋯⋯⋯⋯⋯⋯⋯⋯⋯⋯⋯⋯⋯⋯⋯⋯ 162

胃後壁の切開と水平マットレス縫合による固定 ▶ ⋯⋯⋯⋯⋯⋯⋯ 163

胃前壁の切開と膵断端の固定 ⋯⋯⋯⋯⋯⋯⋯⋯⋯⋯⋯⋯⋯⋯⋯⋯⋯ 164

胃前壁切開部の閉鎖と胃後壁への固定 ⋯⋯⋯⋯⋯⋯⋯⋯⋯⋯⋯⋯ 164

起こりやすい合併症 ⋯⋯⋯⋯⋯⋯⋯⋯⋯⋯⋯⋯⋯⋯⋯⋯⋯⋯⋯⋯⋯⋯⋯⋯ 165

7．門脈切除・再建 ／ 鈴木大亮，大塚将之 ⋯⋯⋯⋯⋯⋯⋯⋯⋯⋯⋯⋯ 166

手術手技 ⋯⋯⋯⋯⋯⋯⋯⋯⋯⋯⋯⋯⋯⋯⋯⋯⋯⋯⋯⋯⋯⋯⋯⋯⋯⋯⋯⋯⋯⋯ 167

門脈／上腸間膜動静脈への浸潤の評価 ⋯⋯⋯⋯⋯⋯⋯⋯⋯⋯⋯⋯⋯ 168

Kocher 授動術 ⋯⋯⋯⋯⋯⋯⋯⋯⋯⋯⋯⋯⋯⋯⋯⋯⋯⋯⋯⋯⋯⋯⋯⋯⋯ 169

左腎静脈グラフト採取 ▶ ⋯⋯⋯⋯⋯⋯⋯⋯⋯⋯⋯⋯⋯⋯⋯⋯⋯⋯⋯ 170

門脈／上腸間膜静脈合併切除 ⋯⋯⋯⋯⋯⋯⋯⋯⋯⋯⋯⋯⋯⋯⋯⋯⋯ 171

左腎静脈を用いた門脈再建術 ▶ ⋯⋯⋯⋯⋯⋯⋯⋯⋯⋯⋯⋯⋯⋯⋯ 173

起こりやすい合併症 ⋯⋯⋯⋯⋯⋯⋯⋯⋯⋯⋯⋯⋯⋯⋯⋯⋯⋯⋯⋯⋯⋯⋯⋯ 176

索引 ⋯⋯⋯⋯⋯⋯⋯⋯⋯⋯⋯⋯⋯⋯⋯⋯⋯⋯⋯⋯⋯⋯⋯⋯⋯⋯⋯⋯⋯⋯⋯⋯ 177

動画目次

動画トップメニューの二次元コード ➡

1章　胆道

1．腹腔鏡下胆嚢摘出術 ／梅澤昭子 ……… 2
　Calot 三角の剥離 ……… 7
　胆嚢床からの胆嚢剥離（American style） ……… 11
　胆嚢床からの胆嚢剥離（French style） ……… 11

2．術中胆道造影 ／渡邉 学，浅井浩司 ……… 16
　CVS（critical view of safety） ……… 19
　術中胆道造影（胆嚢穿刺法） ……… 25

3．総胆管切開術＋術中胆道鏡 ／中沼伸一，田島秀浩，太田哲生 ……… 28
　総胆管切開術 ……… 33
　術中胆道鏡の操作 ……… 35

4．胆嚢床切除術（cystic plate の処理を含む） ／森末 遼，後藤田直人 ……… 40
　胆嚢床肝切除 ……… 45

5．肝十二指腸間膜リンパ節郭清 ／江畑智希，水野隆史，梛野正人 ……… 48
　Kocher 授動術から No.16 リンパ節のサンプリング ……… 50
　肝動脈系の剥離 ……… 52
　胆管切離 ……… 54
　膵頭部後面郭清 ……… 56
　門脈全長剥離 ……… 57

6．膵・胆管合流異常に対する胆管切除術 ／志村正博，堀口明彦 ……… 60
　膵内胆管の切離線 ……… 65

7．胆管空腸吻合 ／樋口亮太，山本雅一 ……… 72
　左肝尾状葉切除兼 PPPD 時の胆管空腸吻合 ……… 81

8．十二指腸乳頭形成術 ／進藤幸治，大塚隆生，中村雅史 ……… 85
　乳頭形成術 ……… 89

2章　膵臓

1．膵実質切離法（メス・ステープラー・エネルギーデバイス）
　　／山本智久，山木 壮，里井壯平 ……… 96
　膵結紮 ……… 100
　膵断端の止血 ……… 101
　膵切離 ……… 103

2．膵腫瘍核出術 ／中村慶春，松下 晃，吉田 寛 ……… 110
　膵腫瘍核出術 ……… 114

3．膵体尾部切除術 ／永川裕一，土田明彦 ……… 118
　膵癌における腹腔鏡下膵体尾部切除術 ……… 122

4．脾動静脈および脾温存膵体尾部切除術 ／木村 理 ……… 130
　脾動静脈および脾温存膵体尾部切除術（SpDP） ……… 134

5．膵頭十二指腸切除術（膵頭神経叢・SMA 神経叢切除術） ／廣野誠子，山上裕機 ……… 140
　幽門輪切除膵頭十二指腸切除術 ……… 150

6．膵消化管吻合（膵腸吻合・膵胃吻合） ／松山隆生，熊本宜文，遠藤 格 ……… 154
　膵腸吻合（Blumgart 変法） ……… 157
　膵胃吻合 ……… 163

7．門脈切除・再建 ／鈴木大亮，大塚将之 ……… 166
　左腎静脈グラフト採取 ……… 170
　左腎静脈を用いた門脈再建術 ……… 175

―――――――――― 執筆者一覧 ――――――――――

● **編集**

遠藤　　格　　横浜市立大学医学部消化器・腫瘍外科学　　教授

● **編集委員**

上西　紀夫　　公立昭和病院　院長 ／ 東京大学名誉教授
正木　忠彦　　杏林大学医学部外科（消化器・一般外科）　教授
山本　雅一　　東京女子医科大学医学部消化器外科学（消化器・一般外科）　教授
遠藤　　格　　横浜市立大学医学部消化器・腫瘍外科学　教授

● **執筆者**

梅澤　昭子　　四谷メディカルキューブ きずの小さな手術センター外科　部長
渡邉　　学　　東邦大学医療センター大橋病院外科　教授
浅井　浩司　　東邦大学医療センター大橋病院外科　講師
中沼　伸一　　金沢大学消化器・腫瘍・再生外科学
田島　秀浩　　金沢大学消化器・腫瘍・再生外科学　講師
太田　哲生　　金沢大学消化器・腫瘍・再生外科学　教授
森末　　遼　　国立がん研究センター東病院肝胆膵外科
後藤田直人　　国立がん研究センター東病院肝胆膵外科　科長
江畑　智希　　名古屋大学大学院腫瘍外科学　准教授
水野　隆史　　名古屋大学大学院腫瘍外科学　講師
梛野　正人　　名古屋大学大学院腫瘍外科学　教授
志村　正博　　藤田医科大学ばんたね病院外科　講師
堀口　明彦　　藤田医科大学ばんたね病院外科　教授
樋口　亮太　　東京女子医科大学医学部消化器外科学（消化器・一般外科）　講師
山本　雅一　　東京女子医科大学医学部消化器外科学（消化器・一般外科）　教授
進藤　幸治　　九州大学大学院臨床・腫瘍外科
大塚　隆生　　九州大学大学院臨床・腫瘍外科　准教授
中村　雅史　　九州大学大学院臨床・腫瘍外科　教授
山本　智久　　関西医科大学外科学講座　診療講師
山木　　壮　　関西医科大学外科学講座
里井　壯平　　関西医科大学外科学講座　診療教授
中村　慶春　　日本医科大学消化器外科　准教授
松下　　晃　　日本医科大学消化器外科　講師
吉田　　寛　　日本医科大学消化器外科　主任教授
永川　裕一　　東京医科大学消化器・小児外科学分野　准教授
土田　明彦　　東京医科大学消化器・小児外科学分野　主任教授
木村　　理　　東都春日部病院　院長 ／ 山形大学名誉教授
廣野　誠子　　和歌山県立医科大学第2外科　講師
山上　裕機　　和歌山県立医科大学第2外科　教授
松山　隆生　　横浜市立大学医学部消化器・腫瘍外科学　准教授
熊本　宜文　　横浜市立大学医学部消化器・腫瘍外科学　講師
遠藤　　格　　横浜市立大学医学部消化器・腫瘍外科学　教授
鈴木　大亮　　千葉大学大学院医学研究院臓器制御外科学教室
大塚　将之　　千葉大学大学院医学研究院臓器制御外科学教室　教授

（執筆順，敬称略）

1章

胆道

1. 腹腔鏡下胆嚢摘出術
2. 術中胆道造影
3. 総胆管切開術＋術中胆道鏡
4. 胆嚢床切除術（cystic plate の処理を含む）
5. 肝十二指腸間膜リンパ節郭清
6. 膵・胆管合流異常に対する胆管切除術
7. 胆管空腸吻合
8. 十二指腸乳頭形成術

1章　胆道

腹腔鏡下胆嚢摘出術
(Laparoscopic Cholecystectomy)

▶▶ 梅澤昭子（四谷メディカルキューブ きずの小さな手術センター　外科）

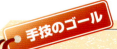

- CVS（critical view of safety）やほかのランドマークを理解する. ➡ 2～4
- CVSの確認ができる. ➡ 4
- 出血や胆管損傷なく胆嚢を摘出する. ➡ 5～7

≫ 手技の適応・目的
- 腹腔鏡下胆嚢摘出術は，胆嚢結石症に対して施行される.
- 有症状の胆嚢腺筋症や胆嚢ポリープに対しても施行される.

≫ 手術時の注意点
- 解剖の誤認や思い込みによる胆管損傷を起こさない. 特に，総胆管を胆嚢管と誤認する損傷に注意する.
- 出血に際して，盲目的なクリッピングや電気メスの多用を行わない.

≫ 術前準備・チェック
- DIC-CT（経静脈的胆道造影CT；drip infusion cholangiographic-computed tomography）やMRI・MRCP（磁気共鳴胆道膵管撮影；magnetic resonance cholangiopancreatography）により胆道の走行や，結石の大きさ，数，総胆管結石の有無，炎症の程度（壁肥厚や萎縮）を検討する. 必要に応じて，ERC（内視鏡的逆行性胆道造影；endoscopic retrograde cholangiography）やEUS（超音波内視鏡検査；endoscopic ultrasonography）も行う.
- 耐術可能か全身状態をチェックする.
- 既往手術，特に腹壁の手術瘢痕を確認する.
- スクリーニング目的に腫瘍マーカー（CA 19-9，CEA）をチェックする.

≫ 手術体位
- 体位は仰臥位，頭高位で行う 図1.
- 術者とスコピストは患者の左側，助手は患者の右側に立つ.

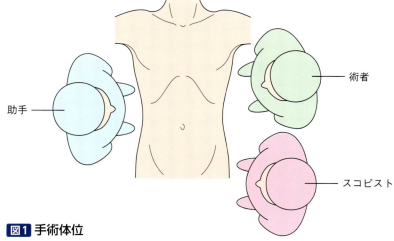

図1 手術体位

手術手順

1. トロッカーの挿入 p.3
2. 胆嚢の挙上 p.4
3. Calot 三角の剥離 p.6
4. CVS（critical view of safety）の確認 ... p.9
5. 胆嚢管・胆嚢動脈の切離 p.10
6. 胆嚢床からの胆嚢剥離 p.11
7. 胆嚢の摘出 p.14
8. トロッカーの抜去，閉創 p.14

手術手技

1 トロッカーの挿入

- open laparoscopy 法でファーストトロッカーを挿入する．臍を翻転させて臍底部を明らかにし 図2A，正中で縦切開する．白線の切開を上下に行い，腹膜を切開して開腹する．切開の大きさは臍窩に収めるが，大結石や充満結石，胆嚢壁の肥厚した症例では尾側に切開を延長しても良い．
- 腹膜と白線に 0 号バイクリル® でマットレス縫合をおいて，トロッカーの固定および閉創に用いる 図2B．切開口から 12mm のトロッカーを挿入し，CO_2 ガスを用いて 8mmHg で気腹する．

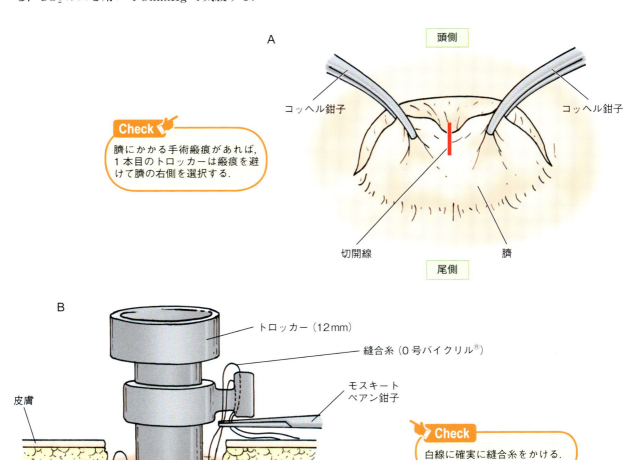

図2 臍の切開とトロッカーの固定
A：臍の翻転．
B：トロッカーの挿入．

- 10mm，30度の斜視鏡を用いて腹腔内を観察し，癒着の有無などを確認する．
- 腹部手術既往があり，瘢痕が臍に及んでいる症例では，ファーストトロッカーは臍の右側を選択する．
- トロッカーの配置は，主として American style と French style の二法がある 図3．

American style
- 腹腔鏡観察下に，右季肋部鎖骨中線上に5mm（MC），右前腋窩線上で臍の高さに5mm（AX），心窩部剣状突起下に5mm（OP）のトロッカーを挿入する 図3A．

French style
- 腹腔鏡観察下に，右季肋部鎖骨中線上に5mm（MC），左季肋部の鎖骨中線と前腋窩線の中間で肋骨弓よりも約3cm尾側に5mm（OP），OPの対側の右前腋窩線上に5mm（AX）のトロッカーを挿入する 図3B．OPの位置は体格により調整する．
- いずれの style でも通常は5mmのトロッカーを使用するが，MC と AX のトロッカーを3mmにして reduced port surgery にしても良い．

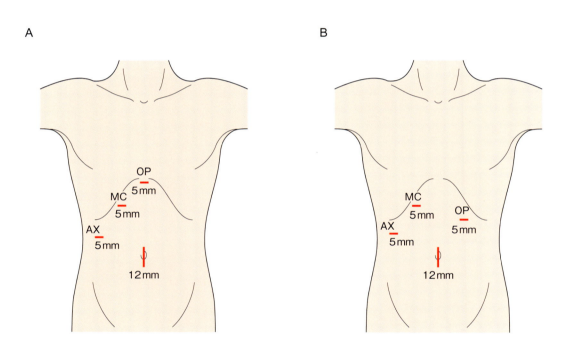

図3 トロッカーの配置
A：American style の場合，B：French style の場合．
MC と AX のトロッカーを3mmにして，reduced port surgery にしても良い．

point
2 胆嚢の挙上
- 胆嚢または肝右葉下面に大網などの癒着があれば，これを剥離する．
- 剥離ラインはできるだけ胆嚢寄り，肝下面では肝被膜寄りを目指すが，胆嚢を穿孔したり，肝被膜を損傷して出血させたりしないように注意する．

American style

手技のポイント

助手がAXから胆嚢底部を把持して，患者の右肩方向腹側に牽引する 図4 ．術者がMCから左手でHartmann嚢を把持して尾側右方向（8時方向）に牽引すると，Calot三角の腹側が平面状に展開される 図4A ．sentinel node（前哨リンパ節）やS4のベースラインを確認する．炎症がなく脂肪組織の薄い症例では，胆嚢管のおよその位置，総肝管や胆嚢動脈が透見できることもある．

次に術者の左手の鉗子（MC）を用いてHartmann嚢を頭側左方向（2時方向）に挙上すると，Calot三角の背側が展開される 図4B ．Rouviere溝を確認する[1]．

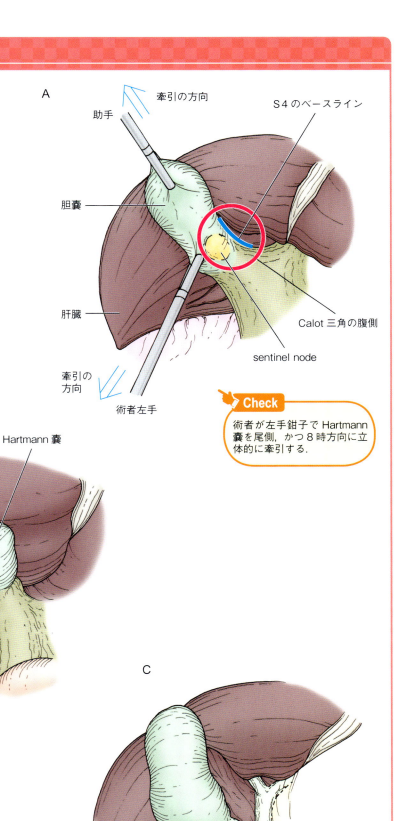

Check
術者が左手鉗子でHartmann嚢を尾側，かつ8時方向に立体的に牽引する．

図4 ランドマークの確認
A：Calot三角の腹側．
B：Calot三角の背側．
C：infundibulum-cystic duct junction.

腹腔鏡下胆嚢摘出術

French style

- 助手は MC から胆嚢底部を把持挙上する．術者の右手鉗子は OP から，左手鉗子は AX から挿入する．牽引方向や留意点は American style と同様である．
- Calot 三角の腹側での操作は，術者が左手鉗子で把持した胆嚢の Hartmann 嚢を尾側に引き出し，かつ 8 時方向への立体的な牽引が肝要である．頭側に押し付けると Calot 三角が折りたたまれてしまい平面状に展開されないので，解剖の誤認の誘因になる．

point
3 Calot 三角の剝離

- OP から電気メスを用いて胆嚢の漿膜切開を行う．起点は胆嚢頸部の近位側として，両側の漿膜を肝付着部近くで底部まで切り上げる 図5．胆嚢の穿孔や，漿膜下層に含まれる細血管からの出血に留意する．
- 多くの胆嚢動脈は sentinel node の背側に存在するので，このリンパ節の位置はよいランドマークである．出血しやすいので迂回して漿膜を切開する．

Check
ランドマークを確認しながら切開する．

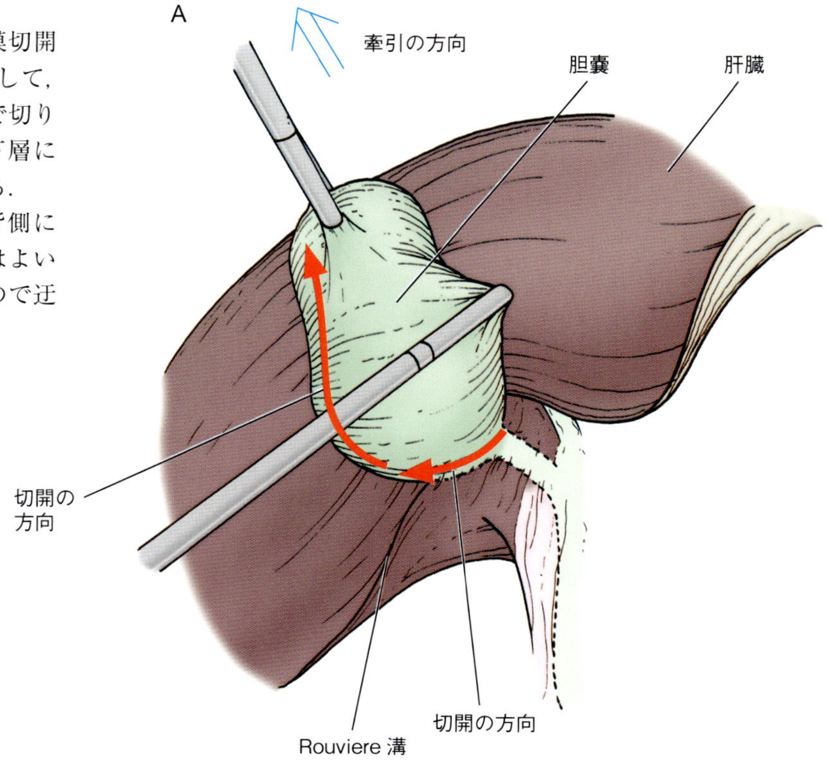

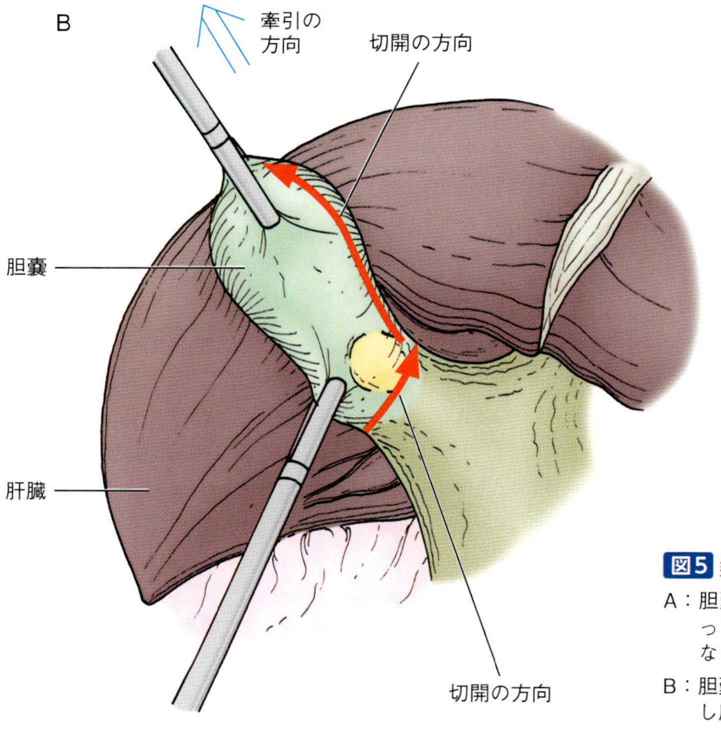

Check
漿膜切開は底部までしっかり切り上げる．

図5 漿膜切開

A：胆嚢右側では Rouviere 溝の腹側で胆嚢の肝付着部に向かって切開する．切開線が Hartmann 嚢より背側に入り込まないように注意する．漿膜は底部まで切り上げる．

B：胆嚢左側では S4 のラインの下に凸の頂点に向かって切開し底部まで切り上げる．

手技のポイント

切開した漿膜の漿膜下層（SS-outer）をHartmann嚢の位置で剥離して，いわゆる胆嚢壁そのものを露出する（SS-innerの露出）[2] 図6A．露出された胆嚢壁をたどるようにしながら胆嚢の右側を剥離しつつ胆嚢管側に向かい，Calot三角の脂肪織を剥離していく．Calot三角の剥離操作は背側から始めると容易である．

SS-innerをたどりつつ，剥離をCalot三角の背側と腹側で少しずつ均等に進めるようにする 図6B．炎症が軽度で壁肥厚のない症例は，厳密にSS-innerを露出すると剥離途中に薄い胆嚢壁を損傷しやすい．SS-innerが透見できる程度の疎性結合組織を胆嚢側に残しながら剥離する．

胆嚢漏斗部から胆嚢管に移行するinfundibulum-cystic duct junction（IC junction）は，胆嚢頸部が一段と急に細くなって胆嚢管に移行する部分で，胆嚢管を安全に剥離するためのランドマークである 図4C．

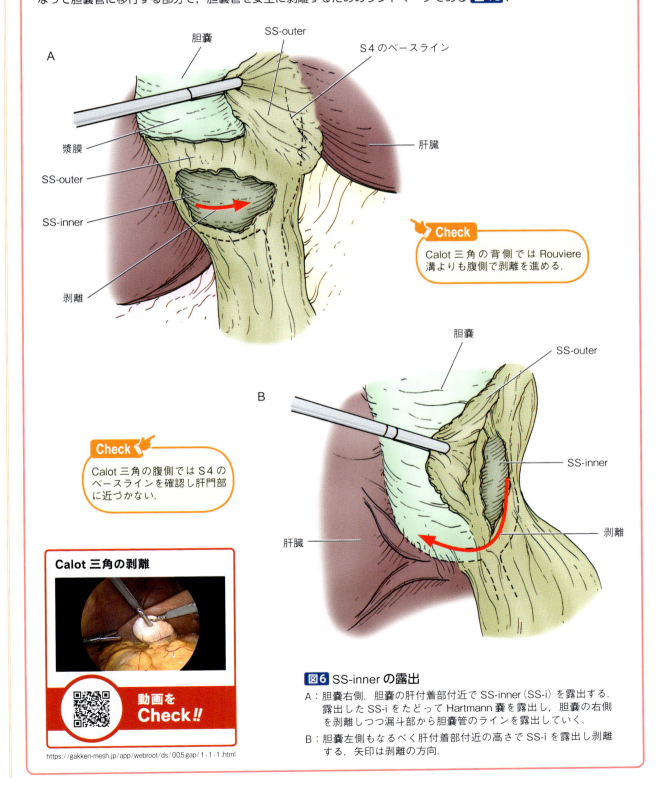

Check
Calot三角の背側ではRouviere溝よりも腹側で剥離を進める．

Check
Calot三角の腹側ではS4のベースラインを確認し肝門部に近づかない．

Calot三角の剥離
動画をCheck!!
https://gakken-mesh.jp/app/webroot/ds/005gap/1-1-1.html

図6 SS-innerの露出
A：胆嚢右側．胆嚢の肝付着部付近でSS-inner（SS-i）を露出する．露出したSS-iをたどってHartmann嚢を露出し，胆嚢の右側を剥離しつつ漏斗部から胆嚢管のラインを露出していく．
B：胆嚢左側もなるべく肝付着部付近の高さでSS-iを露出し剥離する．矢印は剥離の方向．

- 胆嚢頸部が総肝管の腹側に乗り上げるような位置にある場合，腹側で胆嚢頸部の漿膜を切開し 図7A ，胆嚢壁を確認しながら，総肝管との間隙を少しずつ剥離して頸部を右側に起こすように牽引し，剥離してCalot三角に至る 図7B ．頸部と総肝管が癒着して，容易に総肝管や総胆管の左側が剥離されて持ち上がることがあるので注意する 図8 ．
- 前述のとおり，Calot三角の背側での剥離は必ずRouviere溝よりも腹側で行い，Calot三角の腹側ではS4のベースラインの下に凸の頂点よりも左側（肝門部方向）に剥離が向かわないように留意する．

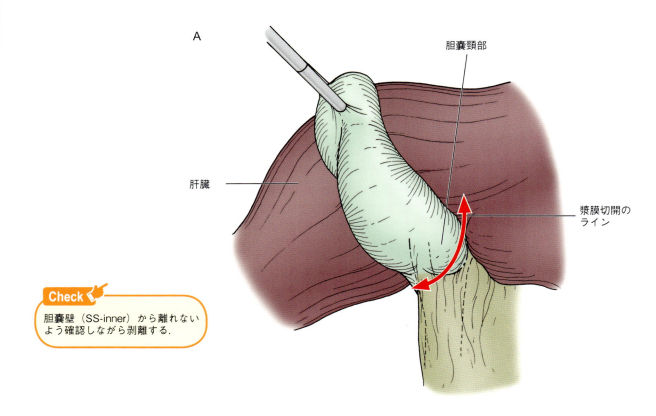

Check
胆嚢壁（SS-inner）から離れないよう確認しながら剥離する．

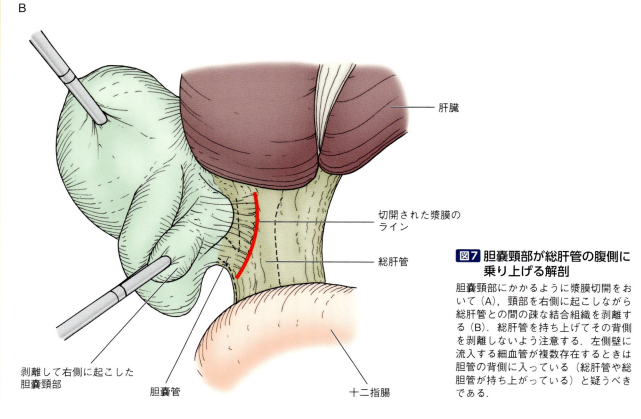

図7 胆嚢頸部が総肝管の腹側に乗り上げる解剖

胆嚢頸部にかかるように漿膜切開をおいて（A），頸部を右側に起こしながら総肝管との間の疎な結合組織を剥離する（B）．総肝管を持ち上げてその背側を剥離しないよう注意する．左側壁に流入する細血管が複数存在するときは胆管の背側に入っている（総肝管や総胆管が持ち上がっている）と疑うべきである．

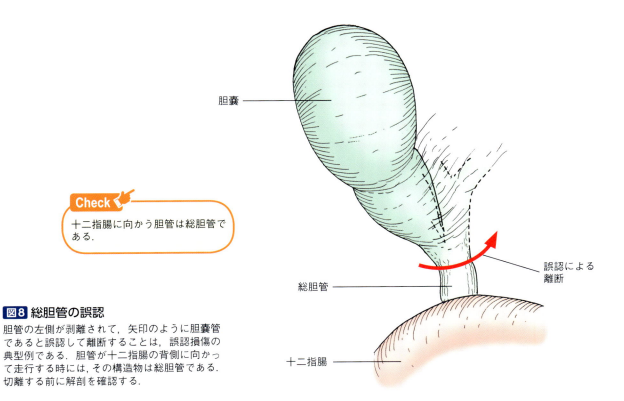

> **Check**
> 十二指腸に向かう胆管は総胆管である．

図8 総胆管の誤認
胆管の左側が剝離されて，矢印のように胆嚢管であると誤認して離断することは，誤認損傷の典型例である．胆嚢が十二指腸の背側に向かって走行する時には，その構造物は総胆管である．切離する前に解剖を確認する．

point
4 CVS（critical view of safety）の確認

- 胆嚢頸部と胆嚢板との間に Calot 三角の腹側背側から通じる間隙を作成し，胆嚢板を十分に露出する．
- Calot 三角内の脂肪織や線維組織は剝離し，胆嚢管と胆嚢動脈の2つの構造物以外が胆嚢に流入しない状態にする．

手技のポイント

Strasberg らの提唱した CVS は，胆嚢頸部が胆嚢板から十分に剝離され，胆嚢管と胆嚢動脈の2つの構造物以外が胆嚢に流入しない状態であり 図9，これらの操作に，総肝管や総胆管の露出は要求されていない[3]．

SS-inner を確認しこれに沿った剝離をすることにより，重要な脈管（副肝管や Calot 三角内で蛇行する右肝動脈など）が背側に落ちていき，これらを損傷することが回避される．このような剝離を行った最終形として CVS を確認するのであって，CVS を作成するために Calot 三角を剝離するのではないことを心に留める．

また，胆嚢管を三管合流部まで追求する必要はないが，胆嚢管結石の遺残には注意する．

> **Check**
> CVS の構成要素（胆嚢板，胆嚢動脈，胆嚢管，胆嚢頸部）を理解する．

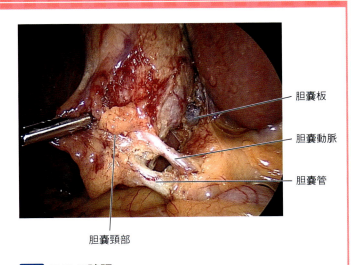

図9 CVS の確認
胆嚢頸部が胆嚢板から十分に剝離されて観察され，胆嚢管と胆嚢動脈の2つの構造物だけが胆嚢に流入している．

腹腔鏡下胆嚢摘出術

5 胆嚢管・胆嚢動脈の切離

- 術中胆道造影（p.16参照）を行う場合は，先に胆嚢管の胆嚢側にクリップして胆嚢管に小切開を置き，造影を行った後に中枢側をクリップする．
- 造影を行わない場合，中枢側（三管合流部側）から二重クリップし，さらに胆嚢側に一重のクリップを置いて，その間を剪刀で切離する 図10．必ず，中枢側から末梢側に順番にクリップする．クリップの先端が胆嚢管を越えていて，クリップが胆嚢管の径をカバーしていることを確認しながら fire する．クリップする際，胆嚢管を引っ張りすぎることによる巻き込みで総胆管狭窄をきたさないようにする．クリップを何度もかけ直すと亀裂損傷の原因になる．
- クリップは脈管に直角に丁寧にかけることを心がける．胆嚢管がクリップ長よりも太い時には解剖学的に高い位置（胆嚢漏斗部，頸部）や誤認（総胆管）の可能性を考える．
- 胆嚢動脈も同様に，中枢側を二重に，末梢側を一重にクリップして切離する．超音波凝固切開装置を用いて切離してもよい．

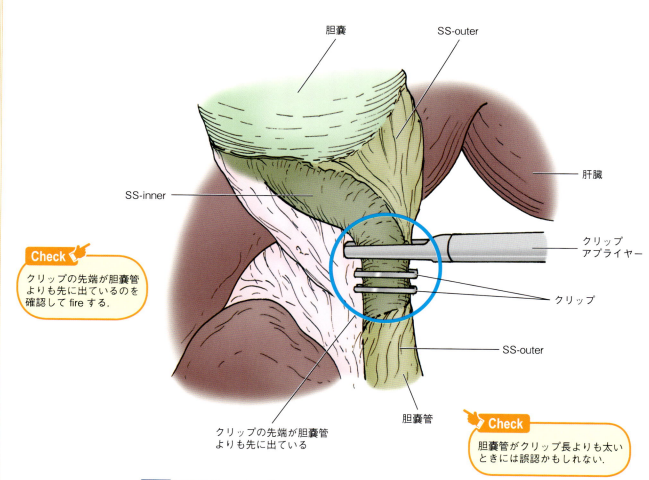

図10 胆嚢管のクリップ
クリップは中枢側から末梢側に順番に，胆嚢管に直角にかける．

point
6 胆嚢床からの胆嚢剥離

- 助手と協調して牽引しながら，胆嚢床と胆嚢の間の漿膜下層の脂肪織の層で剥離を進める．
- なるべく胆嚢壁を露出する層でこれを確認しながら左右均等に底部側に向かって，胆嚢頸部を2時方向と10時方向にページをめくるように牽引しながら剥離する 図11 ．

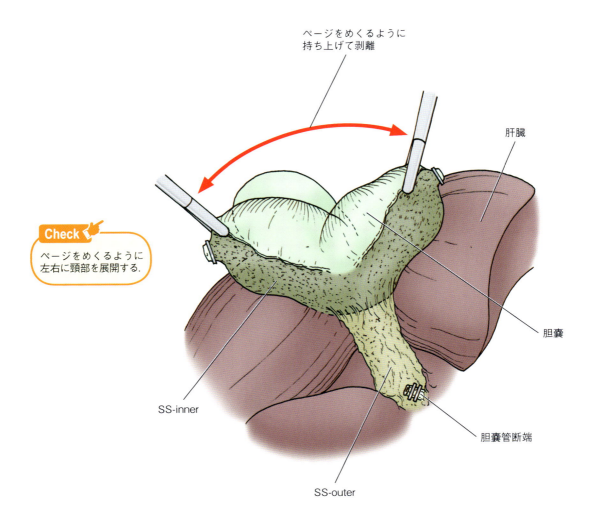

Check
ページをめくるように左右に頸部を展開する．

ページをめくるように持ち上げて剥離

肝臓
胆嚢
胆嚢管断端
SS-inner
SS-outer

図11 胆嚢体部での胆嚢床の剥離
胆嚢頸部を左右2時方向と10時方向にページをめくるように持ち上げて剥離を行う．

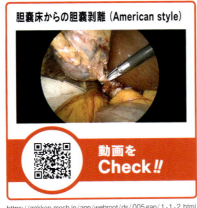

胆嚢床からの胆嚢剥離（American style）
動画をCheck!!
https://gakken-mesh.jp/app/webroot/ds/005gap/1-1-2.html

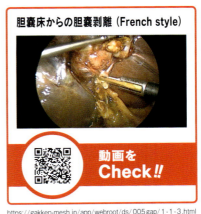

胆嚢床からの胆嚢剥離（French style）
動画をCheck!!
https://gakken-mesh.jp/app/webroot/ds/005gap/1-1-3.html

腹腔鏡下胆嚢摘出術

手技のポイント

剥離が胆嚢体部を越えたら胆嚢底部と頸部を把持している鉗子を協調させて，胆嚢を右や左に回すようにすると，剥離層を認識しやすい 図12．

胆嚢底部で最後の膜1枚になったら手を止めて胆嚢床を挙上して観察し，出血や胆汁漏出がないことを確認する．

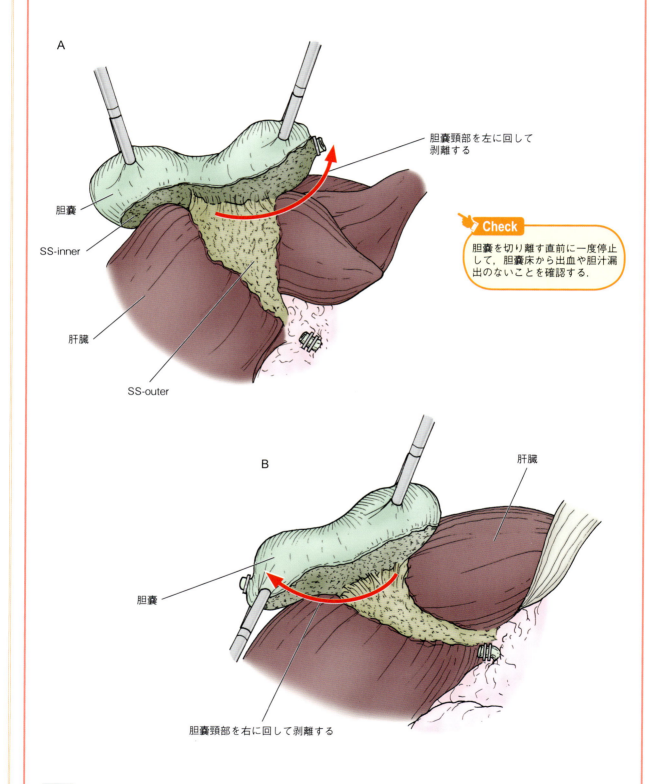

> **Check**
> 胆嚢を切り離す直前に一度停止して，胆嚢床から出血や胆汁漏出のないことを確認する．

図12 胆嚢底部での胆嚢床の剥離
A：胆嚢底部での胆嚢床右側の剥離は，胆嚢頸部を左に，底部を右に回す（左回し）．
B：胆嚢床左側の剥離は，胆嚢頸部を右に回す（右回し）ことにより剥離する層が認識しやすくなる．

- American style では，胆嚢頸部を尾側に引いて胆嚢の左側を切り上げようとするときに胆嚢を穿孔しやすいので注意する 図13．
- French style では，頸部から体部を胆嚢床の中枢側 1/3 程度まで剥離したら，底部側方向からの剥離に切り替えても良い．助手の鉗子で底部の胆嚢床ぎりぎりの漿膜を小さく把持し，術者は左手の鉗子で胆嚢底部を引き出すように牽引しながら，漿膜下層の脂肪織を電気メスで切開して剥離を進める 図14．頸部方向（Calot 三角方向）に近づいたら必ず一度停止して，肝門部に切り込まない方向を確認すべきである．

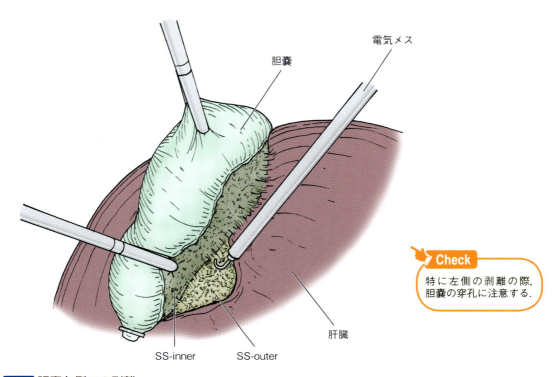

Check
特に左側の剥離の際，胆嚢の穿孔に注意する．

図13 胆嚢左側での剥離
胆嚢の左側の剥離は胆嚢頸部を尾側に引いて行うが，胆嚢を穿孔しやすい角度でもあるので注意する．

Don't!
頸部に近づいたら一度停止し，肝門部に切り込まない．

図14 底部側から頸部方向に向かう胆嚢剥離
助手が底部の肝付着部に近接する漿膜を把持し，術者が底部を引き出すような角度にしながら，底部から頸部方向に胆嚢の剥離を行う．

- 電気メスの切開は少しずつ行い，決して長いピッチで通電しないようにする．
- 胆嚢床に露出する太い静脈に遭遇することがあるが，これを損傷して出血させないようにする．出血した場合は，まず胆嚢か大網を用いて圧迫止血する．10分ほど圧迫すれば，ほとんどの場合止血する．なおも出血が緩徐にあれば，止血剤を用いるか縫合して止血する．
- 静脈から大量に出血する場合は，出血部位を圧迫し，一回換気量を調整して気道内圧を下げてもらうよう麻酔科医に依頼し，直ちに上級医に相談する．

7 胆嚢の摘出

- 胆嚢をプラスチックバッグに収納し，臍の創から摘出する．
- OP のトロッカーから 5mm の腹腔鏡を挿入し，観察しながら摘出すると安全である．

8 トロッカーの抜去，閉創

- 肝下面，胆嚢床，横隔膜下を生理食塩水で洗浄して，出血や異物，胆汁漏出がないことを確認する．インフォメーションドレーンとして胆嚢管断端付近にドレーンをおいても良い．ドレーンのルートは腹壁に最短かつ直線的になる位置（第一選択は MC の位置）を選択する．
- 腹腔鏡で観察しながらトロッカーを抜去する．トロッカー創からの出血に留意する．12mm のトロッカー創は白線を縫合し，創の皮下を埋没縫合する．
- 5mm のトロッカー創は皮下を埋没縫合，3mm 以下のトロッカー創は縫合が不要である．

術後チェックポイント

- ☑ 胆汁漏に留意し，ドレーンの性状を観察し腹痛の訴えに注意する．
- ☑ 胆汁が漏出する場合，まずドレナージを確実に行うことが肝要である．CT や ERC を行い，必要に応じて ENBD（経鼻内視鏡下胆道ドレナージ；endoscopic nasobiliary drainage）などを考慮する．
- ☑ 術後出血に留意し，ドレーンの性状や貧血の有無を観察する．
- ☑ 遺残結石（胆管結石）や胆管狭窄に留意し，ビリルビン値や肝機能を確認する．異常があれば，MRI や ERC を行い検討する．

起こりやすい合併症

1 術後出血，胆汁漏

胆嚢摘出術で注意すべきは，術後出血と胆汁漏である．

出血はドレーンの性状を観察し，トロッカー創からの出血か腹腔内の出血かを鑑別する．ドレーンの性状だけでは出血がわからないこともあるので，全身状態（脈拍，眼瞼結膜の色調，発汗）や血液データを注意深く検討する．

胆汁漏が疑われたら，ERC や MRI，DIC-CT を施行して漏出部位を確認する 図15．胆管損傷部位が主胆管に交通していない場合は，ERC で漏出部位を同定することが困難であるため，DIC-CT が有用である．胆汁漏は，十分なドレナージを行って胆汁性腹膜炎を起こさないことが肝要である．胆嚢管からの胆汁漏には ENBD が有効である．

主要な胆管の損傷による胆汁漏は，再手術による修復や胆道再建が必要である．確実なリカバーと良好な予後のために，修復は胆道外科医に委ねるべきである．

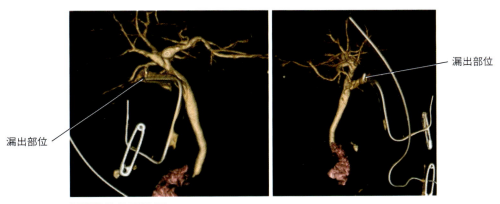

図15 術後胆汁漏
DIC-CT により胆嚢管断端からの胆汁漏が判明した．胆汁は胆嚢管断端に置かれたドレーンからドレナージされて，腹腔内の貯留はない．

文献

1) 急性胆嚢炎に対する外科治療 －腹腔鏡下胆嚢摘出術の安全な手術手順 safe steps －．急性胆管炎・胆嚢炎診療ガイドライン改訂出版委員会（主催）．急性胆管炎・胆嚢炎診療ガイドライン 2018 第3版．東京：医学図書出版；2018．201-16．
2) Honda G, Hasegawa H, Umezawa A. Universal safe procedure of laparoscopic cholecystectomy standardized by exposing the inner layer of the subserosal layer (with video). J Hepatobiliary Pancreat Sci 2016; 23: E14-9.
3) Strasberg SM, Hertl M, Soper NJ. An analysis of the problem of biliary injury during laparoscopic cholecystectomy. J Am Coll Surg 1995; 180: 101-25.

1章 胆道

術中胆道造影
(Intraoperative Cholangiography)

▶▶ 渡邉　学，浅井浩司（東邦大学医療センター大橋病院外科）

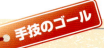

- 術前検査にて胆道解剖の把握ができる．
- 適切な造影方法を選択できる．
- Calot三角の展開，critical view of safetyを得られる．
- 安全に胆嚢管の剥離，胆道造影チューブの挿入ができる．

手技の目的

- 胆嚢摘出術は，胆道外科の中で最も多く施行されている手術術式であり，近年では腹腔鏡下胆嚢摘出術（laparoscopic cholecystectomy；LC）が胆嚢良性疾患に対する標準術式となっている（p.2参照）．
- LCにおける胆道損傷発生率は0.44%である．開腹胆嚢摘出術の胆道損傷発生率は0.1～0.25%であるため，いまだLCの胆道損傷発生頻度は高い状況にある．
- 術中胆道造影は，胆嚢摘出術において最も重篤な合併症である胆道損傷の回避を目的として施行される．また，術中操作による総胆管への落石の検索にも有用であり，胆嚢摘出術を安全に行うための手技である．

術前胆道精査

- 胆道損傷を予防する手段として最も重要なのは，術前画像検査による胆道解剖の把握である．
- 胆道解剖（特に胆嚢管の走行）を術前に把握することは安全な術中胆道造影施行のためにも必須であり，内視鏡的逆行性胆道造影（endoscopic retrograde cholangiography；ERC）や点滴静注胆嚢造影CT（drip infusion cholangiographic-computed tomography；DIC-CT），磁気共鳴胆道膵管撮影（magnetic resonance cholangiopancreatography；MRCP）などの画像検査が行われる．

〈術前胆道精査の目的〉
- 術前胆道精査は，胆囊管・胆囊描出の有無，総胆管結石の有無を確認するだけでなく，胆囊管の走行異常や副肝管（区域以下の支配胆管で明らかに肝外の胆管，胆囊に直接流入するもの）の有無などを確認するために施行される．
- 筆者らは，術中胆道造影施行の有無にかかわらず原則的に DIC-CT（もしくは MRCP）を術前全例に施行し，胆道の解剖学的把握を行っている 図1．

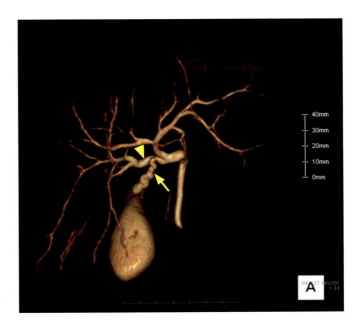

図1 DIC-CT 検査所見（胆道走行異常症例）
胆囊管（矢印）は後区域枝（矢頭）より分岐する．
（渡邉 学，齋藤智明．胆囊摘出術．消化器外科 2017；40：441-9．より引用）

手術体位・準備

- 腹腔鏡下胆囊摘出術の体位は，開脚仰臥位とし，軽度（10～20度）の頭高位と右側高位としている．
- 手術は，術者と助手，スコピストの3名で行い，術者は患者の左側，助手は患者の右側，スコピストは患者の脚間に立つ 図2．筆者らは，American style の 4 トロッカー法で腹腔鏡下胆囊摘出術を施行している．
- 術中胆道造影の撮影は，C アーム型 X 線透視装置，または移動型 X 線撮影装置にて行う．

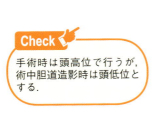

Check
手術時は頭高位で行うが，術中胆道造影時は頭低位とする．

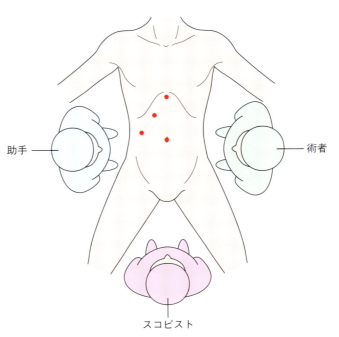

図2 手術体位
開脚仰臥位で行い，術者は患者の左側，助手は患者の右側，スコピストは患者の脚間に立つ．
● ：トロッカー留置部位．

術中胆道造影の種類

 1 胆嚢管切開法 p.18
 2 ENBD造影 p.24
 3 胆嚢穿刺法 p.25
 4 ICG蛍光法 p.26

術中胆道造影手技

- 腹腔鏡下胆嚢摘出術における手術手技の詳細に関しては他稿（p.2参照）に譲り，本稿では術中胆道造影に必要な手技を解説する．
- 術中胆道造影には，胆嚢管切開法，ENBD（内視鏡的経鼻胆管ドレナージ；endoscopic nasobiliary drainage）造影，胆嚢穿刺法，ICG蛍光法がある．それぞれの造影法の利点と欠点を考慮し，個々の症例の術前病態を把握し適切な手技を選択する．

1 胆嚢管切開法

- 胆嚢管切開による術中胆道造影の手技は，経胆嚢管的腹腔鏡下胆管結石切石術施行のために必須であり，是非習得したい手技である．
- Calot三角（胆嚢管・総肝管・肝下縁で形成される領域）の十分な視野展開を行う．Calot三角の中には胆嚢動脈や右肝動脈，さらには副肝管が走行するため胆道損傷を起こしやすい部位であり，その剥離には慎重な操作が求められる 図3．

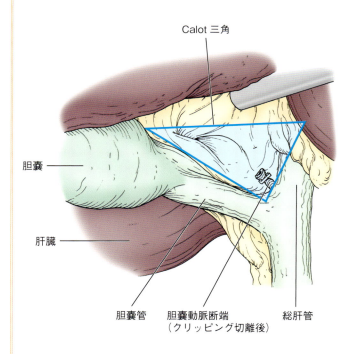
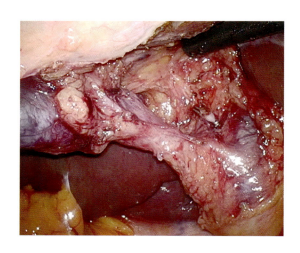

図3 Calot三角の展開
胆嚢管を剥離する．

- CVS（critical view of safety）を得る．CVSの3要件は，①Calot三角の線維脂肪組織の除去，②胆嚢頸部とcystic plateの間の剥離，③胆嚢管・胆嚢動脈の完全なskeletonizationとされている 図4 ．

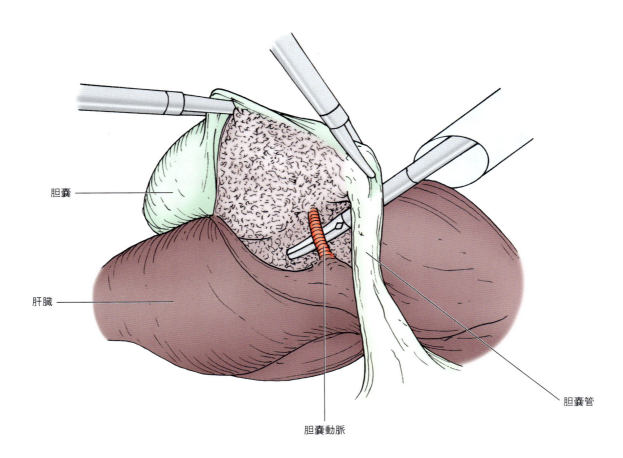

胆嚢
肝臓
胆嚢動脈
胆嚢管

図4 CVS（critical view of safety）

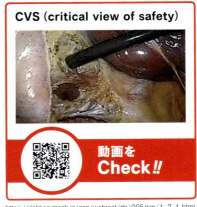

- CVS を得たところで，露出した胆嚢管の胆嚢側をクリッピングし，クリップ近傍の胆嚢管を切開する 図5．

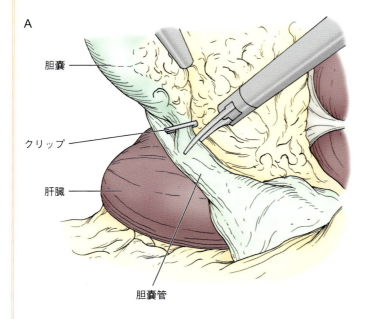
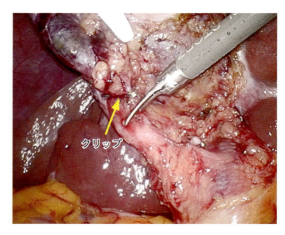

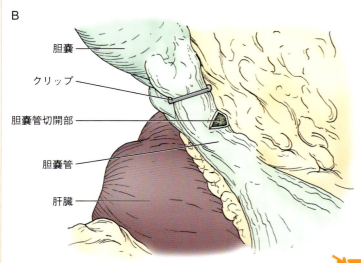
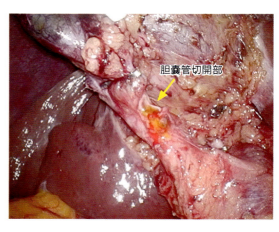

Check
胆嚢管は全周切開せず，チューブ挿入のための最小切開とする．

図5 胆嚢管の切開
A：ハサミの先端にて切開する．
B：切開口は胆嚢管を離断しない必要最小切開とする．

胆嚢管切開法のポイント

ここで胆嚢管と考えている脈管は，造影所見にて胆嚢管と確認できる．しかし，その脈管を切開した時点で，解剖誤認による胆道損傷が起こっている可能性があることを理解して，術前胆道検査所見に基づく慎重な操作（剥離・切開）を行う．

- 胆道造影チューブを胆嚢管内に挿入する．造影チューブは各施設でさまざまなものが用いられるが，筆者らは金属リデューサーの付いたコラジオカテーテル（株式会社八光）を使用し，右季肋部のトロッカーより挿入している 図6 ．

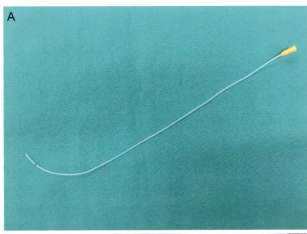
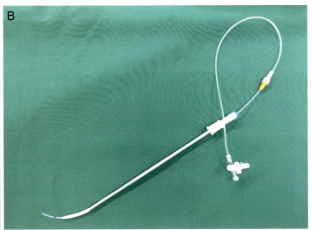
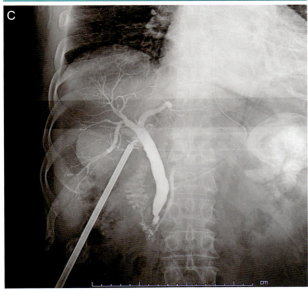

図6 造影チューブ
A：造影チューブ．
B：造影チューブ（金属リデューサー付き）．
C：術中胆道造影写真（胆嚢管切開法）．

造影チューブ挿入のポイント

胆嚢管は直線化するように牽引し，造影チューブを挿入する．無理な操作で挿入時に胆嚢管を損傷しないように愛護的な手技を行う．挿入困難であれば，造影は中止とする．

- 造影時の逸脱を避けるためチューブの先端は総胆管内に留置するが，困難な場合には胆嚢管内に留置し，結紮もしくはハーフクリップにてチューブを固定する 図7．

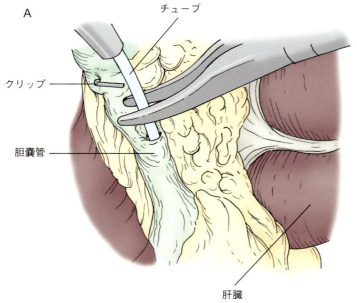
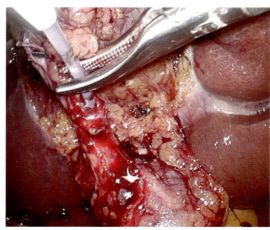

A チューブ
クリップ
胆嚢管
肝臓

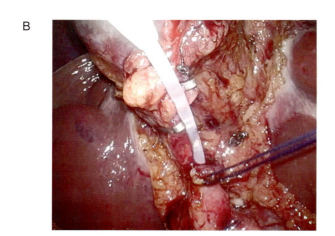

B

> **Check**
> チューブ内腔の閉塞や造影剤の漏れがないように固定する．

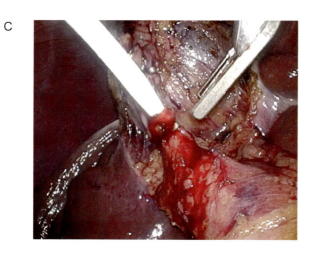

C

図7 造影チューブの挿入・固定
A：胆嚢管切開部に造影チューブ挿入．
B：造影チューブ固定（結紮）．
C：造影チューブ固定（クリッピング）．

- 次に，術中胆道造影を行う 図8．造影するときには，造影剤が十二指腸へ流出しないように体位は軽度（10〜20度）の頭低位とする．
- Cアームを用いてX線透視下に造影剤注入を行えば，直ちに造影所見を確認できる．

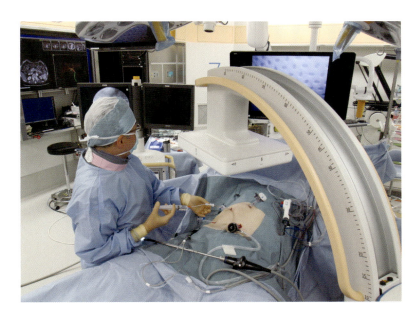

図8 術中胆道造影の施行
右肋弓下トロッカーより胆道造影チューブを挿入し，Cアームにて造影する．

- 造影所見にて，胆嚢管の誤認や胆道損傷，総胆管結石の有無を確認する．
- 造影剤は十二指腸へ流出することにより胆道造影所見と重なり，描出が不明瞭となることがある．そのため，造影剤は十二指腸へ流出しないように画像を確認しながら，ゆっくり適量を注入する．
- 造影所見が問題なければ，チューブを胆嚢管より抜去し，切開部より総胆管側の胆嚢管をクリッピングし切離する 図9．

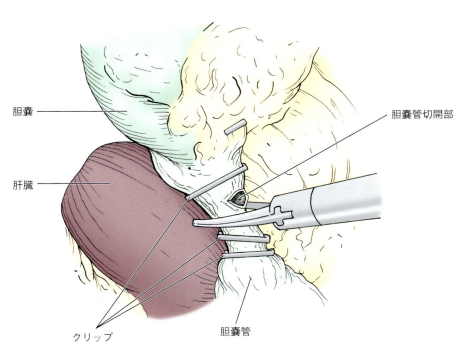

図9 胆嚢管の切離
胆道造影後，胆嚢管の総胆管側を二重クリッピングして切離する．

2 ENBD 造影

- 術前画像検査にて胆道走行異常が確認され胆道損傷出現の可能性が高い症例や，胆囊管処理困難が予想される症例に対しては，術前に ENBD チューブを留置する．
- 術中・術後に ENBD 造影を施行し，胆囊管の誤認や胆道損傷の有無を確認する 図10．

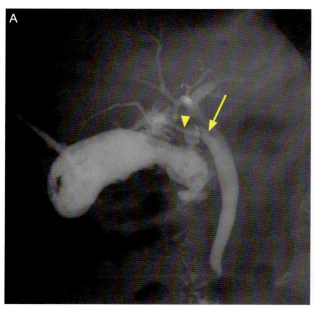
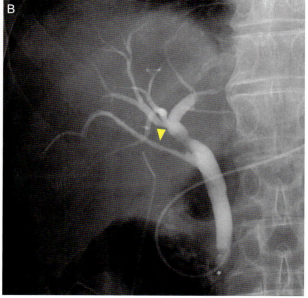

図10 急性胆囊炎の診断にて PTGBD 施行症例
A：術前 PTGBD（経皮経肝胆囊ドレナージ；percutaneous transhepatic gallbladder drainage）造影（矢印：胆囊管，矢頭：B6）．B6 が単独分岐し，同部位より胆囊管も分岐していた．術前 ENBD 留置後，LC 施行．
B：術後 ENBD 造影写真．術中・術後 ENBD 造影にて，胆囊管誤認や胆道損傷がないことを確認した．
（渡邉 学，齋藤智明．胆囊摘出術．消化器外科 2017；40：441-9. より引用）

ENBD 造影のポイント

慢性炎症による組織の瘢痕化などにより Calot 三角の剥離が困難な症例では，胆囊底部から頸部に向かって胆囊床の剥離を行う fundus first 法が行われ，胆囊亜全摘術などが選択されることがある．
ENBD 造影は，これら bailout surgery（回避手術）においても術中胆道精査として有用である．

point
3 胆嚢穿刺法

- Calot三角を展開し，胆嚢頸部を明らかにする（可能であればCVSを得る）．
- 胆嚢頸部を穿刺し造影を行う．造影のための穿刺針も各施設で工夫され用いられている．筆者らは，造影剤が胆嚢体底部へ流入しないように胆嚢頸部を鉗子で把持遮断して造影を行っている 図11．
- 造影チューブの先端を胆嚢内に留置することで，チューブによる胆道損傷を防ぐことができる．

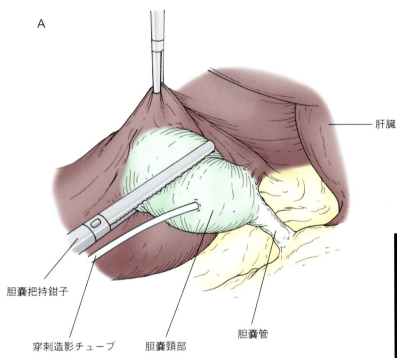

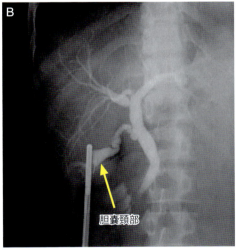

図11 胆嚢穿刺法
A：胆嚢頸部を鉗子で把持遮断して穿刺し，造影を行う．
B：術中胆道造影写真（胆嚢穿刺法）．

胆嚢穿刺法のポイント

　胆嚢管切開法による術中胆道造影は手技に長時間を要する場合があり，それ自体が術中胆道損傷の危険性がある手技である．
　一方，胆嚢穿刺法は胆嚢管に切開を加えないため，造影手技による胆道損傷を起こさず，胆嚢頸部が露出されれば穿刺するのみの簡便な手技であり，時間がかからないという利点がある．
　しかし，胆嚢頸部に結石が嵌頓している症例や，炎症が高度で胆嚢管が閉塞しているなどの症例では施行不可である．

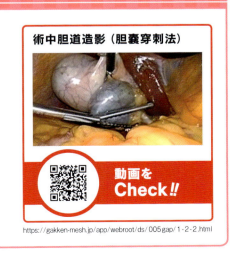

術中胆道造影（胆嚢穿刺法）

動画を Check!!

https://gakken-mesh.jp/app/webroot/ds/005gap/1-2-2.html

4 ICG 蛍光法 point

- インドシアニングリーン（indocyanine green；ICG）の胆汁排泄性を応用し，胆汁中の ICG を蛍光画像化する ICG 術中胆道造影法が臨床例で報告されている 図12．ICG 静注法では，Calot 三角の剥離前に胆管像を得ることが可能である．造影のための穿刺・切開などの侵襲を加えないため，胆道損傷を全く起こさないという利点がある．
- 通常の内視鏡画像に ICG 蛍光画像を重ね合わせて同時に表示する機能を持つ腹腔鏡システムも市販されており，ストレスなく術中の解剖把握が可能となっている．

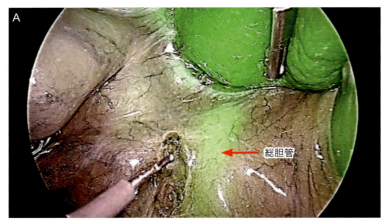
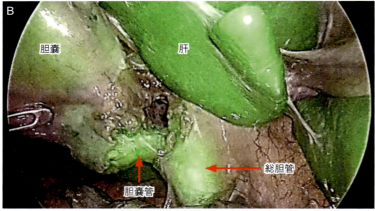

図12 ICG 蛍光法を用いた術中胆道造影（静注法）
A：ICG 蛍光シグナルにより総胆管の走行が明瞭に描出される．
B：胆嚢管・総胆管の蛍光シグナルをガイドに Calot 三角部の剥離操作を行う．
ICG 2.5mg/1mL を麻酔導入直後に静注し，外科手術用内視鏡システム（VISERA ELITE Ⅱ：オリンパス株式会社）にて観察した．
（写真提供：昭和大学医学部消化器・一般外科　青木武士先生）

ICG 蛍光法のポイント

　2019 年 7 月現在，胆管造影検査のための ICG 投与は臨床適応として認可されていない．また，蛍光の組織透過性など良好な画像を得るためには問題がある．

検査チェックポイント

 胆嚢管切開法においては，胆道造影チューブの先端による胆道損傷を起こす可能性があるため，胆汁漏の有無をチェックする．

起こりやすい合併症

胆嚢管切開法以外の術中胆道造影では，合併症はほとんど起こらない．

1 胆道損傷

胆嚢管切開法では，切開時の解剖誤認による胆道損傷や，造影チューブトラブルによる胆道損傷が起こる可能性がある．

文 献

1) 渡邊昌彦，猪股雅史，寺地敏郎，ほか．内視鏡外科手術に関するアンケート調査—第13回集計結果報告—．日鏡外会誌 2016; 21: 658-88.
2) 森 俊幸，杉山政則．肝・胆・膵・脾の手術 腹腔鏡下胆嚢摘出術．消化器外科 2016; 39: 790-8.
3) 渡邉 学，齋藤智明．胆嚢摘出術．消化器外科 2017; 40: 441-9.
4) 倉田昌直，本田五郎，奥田雄紀浩，ほか．腹腔鏡下胆嚢摘出術前の胆道検査による胆道走行異常のスクリーニングの有用性と対処法の検討．胆道 2012; 26: 663-7.
5) Ginger U, Ouaissi M, Schmitz SH, et al. Bile duct injury and use of cholangiography during laparoscopic cholecystectomy. Br J Surg 2011; 98: 391-6.

1章　胆道

総胆管切開術＋術中胆道鏡
（Choledocholithotomy and Operative Cholangioscopy）

▶▶ 中沼伸一，田島秀浩，太田哲生（金沢大学消化器・腫瘍・再生外科学）

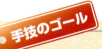

- 総胆管を安全に露出して切開できる．➡ 1, 3
- 胆管内の結石を遺残なく摘出できる．➡ 4
- 術中胆道鏡にて胆管内の観察ができる．➡ 5
- 総胆管切開部を丁寧に縫合閉鎖できる，またはTチューブを挿入できる．➡ 6

≫ 手技の適応・目的

- 現在，総胆管結石に対しては，内視鏡的治療が第一に検討される．内視鏡的乳頭切開術（endoscopic sphincterotomy；EST）に引き続き，バスケット鉗子あるいはバルーンカテーテルによる除石治療が主に行われており，外科治療として総胆管切開術の機会は減少している．
- 総胆管切開術の適応は，内視鏡的治療が困難な症例が多い．その例として，胃切除後，Roux-en-Y法再建やBillroth-Ⅱ法再建例で十二指腸乳頭までの内視鏡的アプローチが難しい症例，胆管カニュレーションが困難な症例，結石が大きく除石が困難な症例，胆管内に陥頓した結石の症例などがある．

≫ 手術時の注意点

- 造影CT検査にて，総胆管と門脈および肝動脈との位置関係を把握しておく．
- 内視鏡的逆行性胆管膵管造影（endoscopic retrograde cholangiopancreatography；ERCP），磁気共鳴胆道膵管撮影（magnetic resonance cholangiopancreatography；MRCP），点滴静注胆嚢胆管造影（drip infusion cholangiographic-computed tomography；DIC-CT）などの胆道検査にて，胆管走行や胆嚢管分岐，そして結石の個数・形状・位置を把握しておく．
- 胃切除術や胆嚢摘出術などの既往歴を認める場合は，創部直下の腸管癒着，肝下面や肝十二指腸間膜前面に十二指腸や結腸の癒着が予想され，手術が困難となることがある．他臓器損傷を起こさないために，安全な術野確保と丁寧な癒着の剥離を心がける必要がある．

≫ 術前準備・チェック

- ネラトンカテーテルやフォガティーカテーテル，バスケット鉗子，アトムチューブ®，Tチューブなどの手術材料が準備されているか確認する．
- 胆道鏡が使用できるか確認する．

≫ 手術体位

- 体位は仰臥位で手術を開始する 図1.
- 術者は患者の右側に，第1助手と第2助手は患者の左側に立つ．

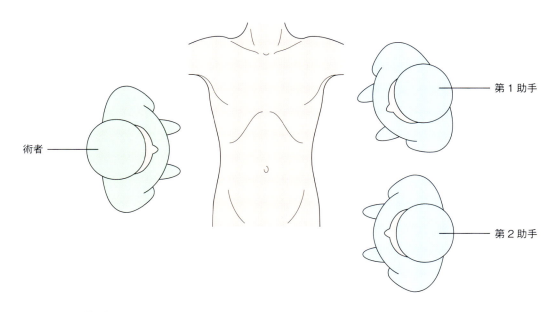

図1 手術体位

手術手順

- **1** 開腹および術野確保 …………………… p.30
- **2** 胆嚢摘出，胆嚢管よりチューブ挿入 ……… p.31
- **3** 総胆管の露出および切開 ……………… p.32
- **4** 総胆管結石の除去 ……………………… p.33
- **5** 術中胆道鏡の操作 ……………………… p.35
- **6** 総胆管切開部の縫合閉鎖またはTチューブ挿入 ……………………………………………… p.36
- **7** ドレーン留置，閉腹 …………………… p.38

手術手技

point
1 開腹および術野確保

- 通常，上腹部正中切開 **図2A**，または右肋骨弓下切開 **図2B** にて開腹する．
- 筆者らは，肥満や腹腔内癒着症例などで十分な術野が確保できないと予想される場合は，逆L字切開を行う **図2C**．

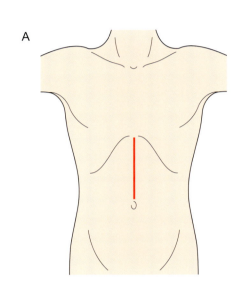
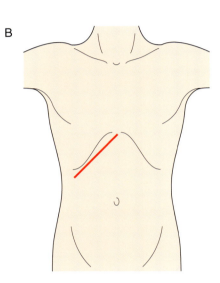
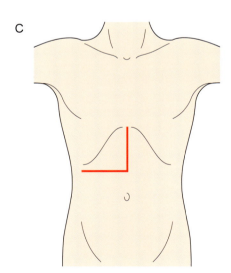

図2 開腹
A：上腹部正中切開，B：右肋骨弓下切開，C：逆L字切開．

- 術野確保のため，右横隔膜下に柄付タオルを入れて，肝臓を尾側に授動させる．肝下面に腸ベラ（スパーテル）を当てて頭側に牽引する．十二指腸や横行結腸の前面に柄付きタオルを置き，その上から第2助手が手指または腸ベラを当てて尾側に牽引し，肝十二指腸間膜を伸展する 図3 .
- 肝十二指腸間膜右側の表面にて，暗緑色の総胆管を確認する．

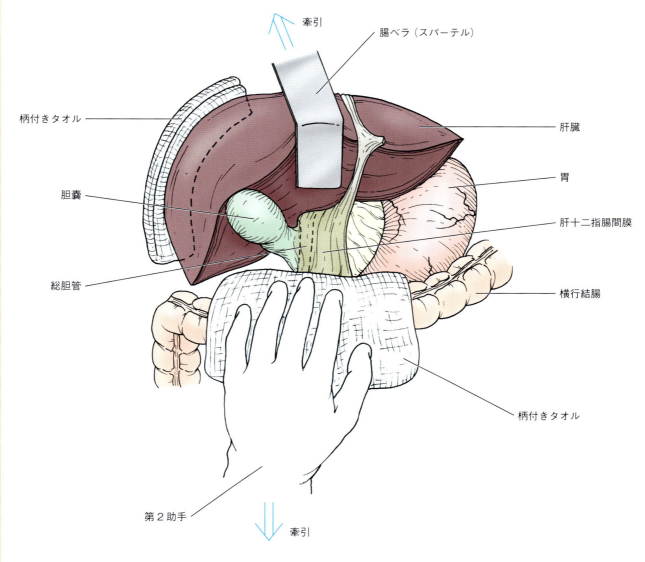

図3 術野確保

手技のポイント

開腹後，すぐに胆嚢や総胆管にアプローチするのではなく，まず手術を進行しやすい良好な術野を確保することに努める．

2 胆嚢摘出，胆嚢管よりチューブ挿入（Cチューブ）

- 胆嚢摘出の詳細は他稿（p.2）を参照として省略する．
- 胆嚢管より，5または6Frのアトムチューブ®を挿入し（Cチューブ），術中胆道造影に使用する．

総胆管切開術＋術中胆道鏡

3 総胆管の露出および切開

- 胆嚢管合流部付近にて総胆管前面の腹膜を切開して総胆管を露出する．総胆管の切開には，縦切開または横切開があるが，筆者らは横切開を行っている．切開予定線の左右または上下に6-0モノフィラメントで支持糸をかけて，総胆管前壁を腹側に引き上げる．
- 癒着などで胆管の同定に不安がある場合には，25G細針で穿刺して胆汁の吸引を確認する．総胆管前面を尖刃刀にて横方向に小切開し，胆汁の排出を確認する 図4．

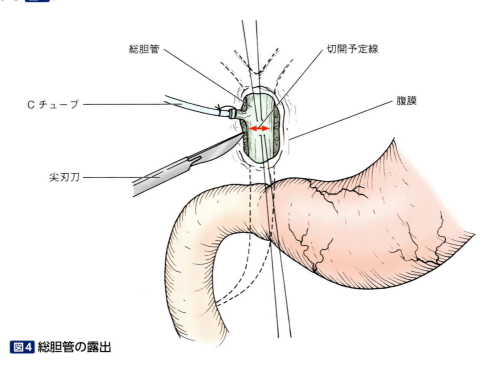

図4 総胆管の露出

- メッツェンバウム剪刀にて切開部の左右両方で追加切開して，約10mm程度に広げる 図5．
- 総胆管壁からの出血は，鑷子で把持して電気メスで通電して凝固で止血する．

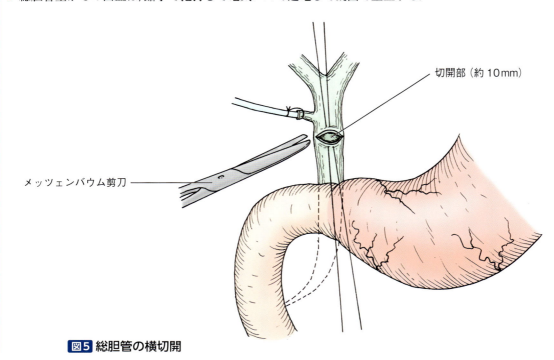

図5 総胆管の横切開

手技のポイント

総胆管切開の際は，切開が広くなりすぎないように尖刃刀やメッツェンバウム剪刀で慎重に切開していく 図4，図5．

また，右肝動脈は，通常は胆管の背側を走行するが，前面を走行することもあるので注意する．

総胆管切開術

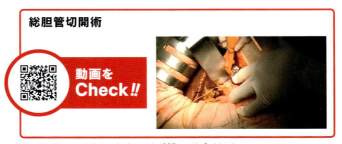

動画を Check!!

https://gakken-mesh.jp/app/webroot/ds/005gap/1-3-1.html

point 4 総胆管結石の除去

ネラトンカテーテルによる洗浄
- 10Fr のネラトンカテーテルに 50mL の注射器を接続し，カテーテルを切開部より十二指腸側および肝側に挿入し，生理食塩水を勢いよく注入しながら，カテーテルを抜去する．
- 生理食塩水の back flow とともに結石が切開部より流出してくる 図6．

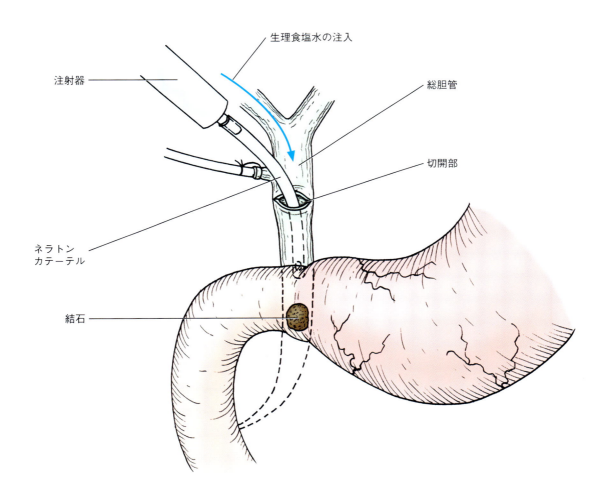

図6 ネラトンカテーテルによる洗浄

総胆管切開術＋術中胆道鏡

フォガティーカテーテルの使用

- 5〜7Fr フォガティーカテーテルを切開部より挿入し，十二指腸側および肝側の奥まで挿入する．
- バルーンを膨らませてカテーテルをゆっくり引き抜いて，結石を切開部に誘導して除去する 図7．

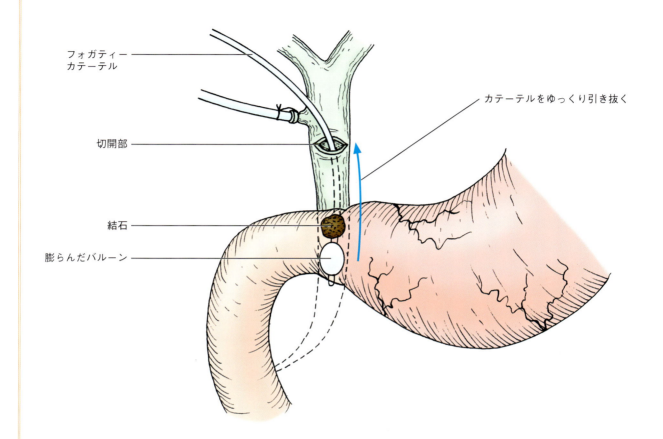

図7 フォガティーカテーテルの使用

手技のポイント

結石が陥頓して動かない場合は，肝十二指腸間膜の背側のウィンスロー孔に左手示指と中指を入れ，母指との間で結石を挟むようにして切開部まで誘導して揉み出す．
その際，膵頭十二指腸の授動（Kocher 授動術）が行われていれば操作しやすくなる．

5 術中胆道鏡の操作

- 胆道鏡を切開部より挿入し，遺残結石の有無を確認する．
- 胆道鏡は生理食塩水を滴下しながら使用する．十二指腸側は乳頭部まで，肝側は左右肝管〜2次分枝まで順番に観察する 図8 ．
- 遺残結石を認めた場合は，胆道鏡下に把持鉗子，フォガティーカテーテル，バスケット鉗子などを用いて結石を除去する．

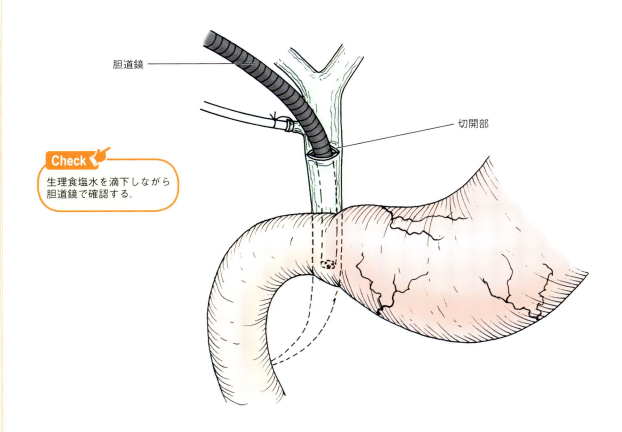

Check 生理食塩水を滴下しながら胆道鏡で確認する．

図8 術中胆道鏡

手技のポイント

胆道鏡で胆管内腔が捉えられない場合は，まず生理食塩水の滴下が行われているか確認する．また，胆道鏡の先端が壁に当たっていることがあるので，胆道鏡を少し引くと内腔が捉えられやすい．

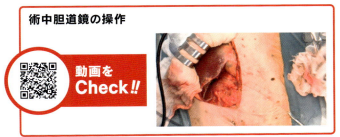

術中胆道鏡の操作

動画をCheck!!

https://gakken-mesh.jp/app/webroot/ds/005gap/1-3-2.html

総胆管切開術＋術中胆道鏡

6 総胆管切開部の縫合閉鎖またはTチューブ挿入

- 結石の除去後，総胆管切開部の縫合閉鎖（一次閉鎖）またはTチューブ挿入を行う．

縫合閉鎖

- 切開部を6-0モノフィラメント吸収糸にて連続縫合する．連続縫合の運針は，縫い代および間隔を約1.5mmとしている 図9 ．

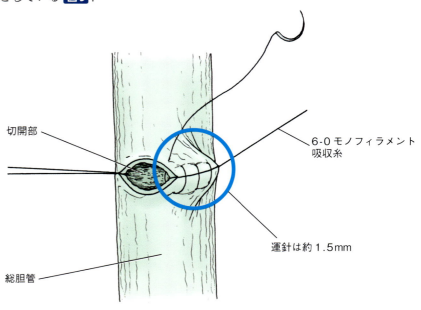

図9 総胆管切開部の縫合閉鎖
6-0モノフィラメント吸収糸で連続縫合する．

- 縫合閉鎖後に胆嚢管から挿入したCチューブを使用して術中胆道造影を行う．遺残結石，縫合閉鎖部からの造影剤露出，胆管狭窄・損傷の有無を確認する．その際に十二指腸への造影剤の流出も確認する．
- 流出不良な場合は，原因として手術操作や炎症による一過性の乳頭浮腫が予想されるので，Cチューブ留置による胆道ドレナージが必要である 図10 ．

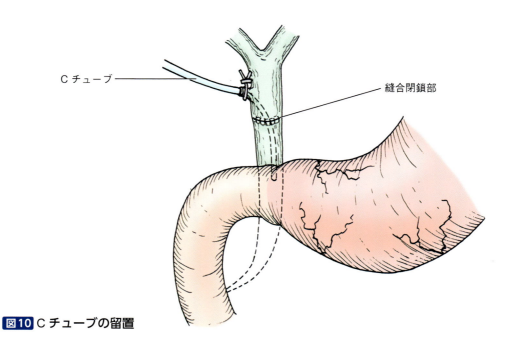

図10 Cチューブの留置

Tチューブ挿入

- 小さな結石が無数に存在し，遺残結石が心配される場合は，術後の結石除去ルート確保のためにTチューブを切開部に留置する．
- Tチューブを切離し 図11A ，形成する 図11B と術後に抜去しやすい．
- Tチューブを挿入後，切開部を5-0モノフィラメント吸収糸で，約2mm間隔で結節縫合して閉鎖する 図12 ．
- 最後に，術中胆道造影にてTチューブの挿入状態や挿入部からの漏れがないことを確認する．

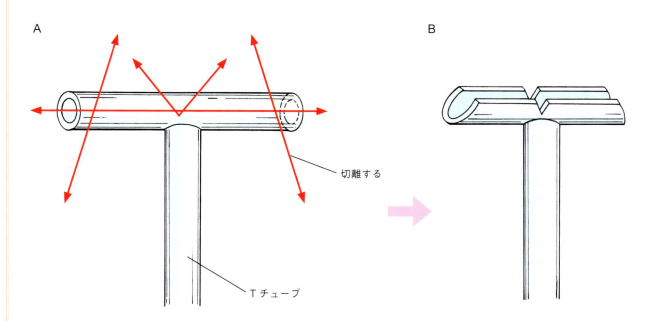

図11 Tチューブの形成
A：Tチューブを矢印の方向に沿って切離する．
B：形成後のTチューブ．

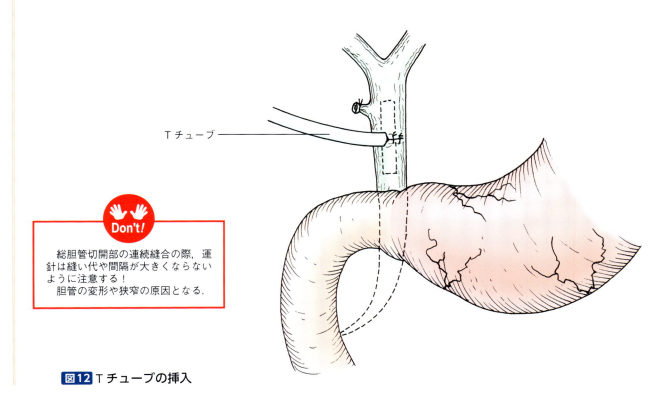

Don't!
総胆管切開部の連続縫合の際，運針は縫い代や間隔が大きくならないように注意する！
胆管の変形や狭窄の原因となる．

図12 Tチューブの挿入

総胆管切開術＋術中胆道鏡　37

7 ドレーン留置，閉腹

- ドレーンをモリソン窩からウィンスロー孔，肝十二指腸膜背側に向けて留置する．
- Cチューブを胆管内の減圧による胆汁漏予防の目的で留置している．3-0の弾性糸で二重で固定すると，術後早期のチューブ抜去が可能となる．Tチューブを留置した場合は，術後に総胆管と皮膚との最短距離で瘻孔が形成されやすい部位にて，チューブを体外へ引き出して固定する 図13．
- 閉腹する．

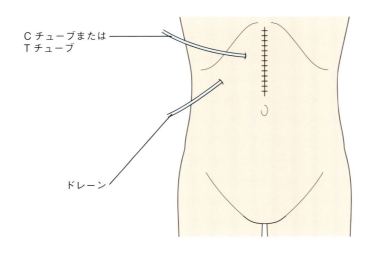

図13 閉腹

術後チェックポイント

- ☑ ドレーン排液に出血や胆汁の混在がないか確認する．
- ☑ 血液検査では，貧血の進行や，胆道系酵素の上昇，肝機能障害を認めないか確認する．
- ☑ CチューブまたはTチューブ挿入例では，胆管造影にて胆汁漏，遺残結石，胆管狭窄の有無，十二指腸への造影剤排出が良好であることを確認してから抜去する．Tチューブは，胆管と皮膚の瘻孔が形成される術後3週以降に抜去する．

起こりやすい合併症

1 術後出血

ドレーン排液の微量な出血は，自然に軽快する．明らかな血性排液を認めた場合は，緊急造影CT検査にて出血部位を特定し，全身状態に応じて経カテーテル的動脈塞栓術や緊急開腹止血術を含めた対応を検討する．

2 胆汁漏

ドレーン排液中に胆汁の混在を認めた場合は，総胆管切開の縫合部，Tチューブ挿入部，胆管損傷部からの胆汁漏が否定できない．腹膜炎所見を認めなければ，ドレーン管理を継続して瘻孔形成後に抜去する．漏出量が多い場合は，内視鏡的経鼻胆管ドレナージ（endoscopic nasobiliary drainage；ENBD）留置による胆管内の減圧を検討する．腹膜炎所見を認めた場合は，再手術にて腹腔内洗浄を行い，ドレーンを効果的な部位に再留置する．

3 術後膵炎

手術操作による膵組織の損傷，膵管内圧の上昇にて術後膵炎を発症することがある．多くの症例は軽症であり自然に軽快する．改善を認めない場合は，CT検査にて原因や重症度を評価し，急性膵炎に準じた対応を行う．

4 遺残結石

術後の胆道造影にて遺残結石を認めた場合は，内視鏡的治療を検討する．内視鏡的に胆管へのカニュレーションが困難な場合は，Cチューブを介してガイドワイヤーを胆管から十二指腸内に挿入し，このガイドワイヤーの誘導下にカニュレーションする方法が有効である（rendezvous technique）．

Tチューブ挿入例では，Tチューブにより形成された瘻孔より胆道鏡下に除石を検討する．

文 献

1）馬淵正敏，安田一朗，土井晋平，ほか．各種内視鏡的胆管結石治療の方法と治療成績．消化器内視鏡 2015；27：1918-23.

2）太田哲生，北川裕久，萱原正都，ほか．総胆管結石症の手術 開腹下総胆管横切開一次閉鎖術の手術手技．手術 2001；55：2013-6.

3）阿部展次，森　俊幸，跡見　裕．胆嚢摘出術・総胆管切石術．消化器外科 2002；25：1136-44.

4）大谷和弘，千々岩一男，大内田次郎，ほか．総胆管結石症に対する開腹手術．手術 2007；61：775-85.

5）木村　理，平井一郎．総胆管切石術．手術 2009；63：953-8.

1章 胆道

胆嚢床切除術（cystic plate の処理を含む）
（Gallbladder Bed Resection）

▶▶ 森末　遼，後藤田直人（国立がん研究センター東病院肝胆膵外科）

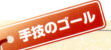

- 肝門板の解剖を熟知する．➡ 4
- 適切な胆嚢床肝切除ができる．➡ 3, 4
- 適切な胆嚢板（cystic plate）の処理ができる．➡ 4

≫ 手技の適応・目的

- 胆嚢床切除術は，遠隔転移を認めず，深達度としてcT2（漿膜下層）胆嚢癌や肝臓へ浸潤してもグリソン鞘1〜2次分枝までの明らかな浸潤のない胆嚢癌が主な適応となる．
- 本手技の目的は，十分な surgical margin を確保しR0切除を達成することと，癌の潜在的なリンパ節転移に対処することである．
- 肝切除に関しては，肝内再発予防目的にS4a+S5切除を施行するといった意見もあるが，胆嚢床切除に対する優位性は証明されておらず[1]，当科では surgical margin を確保するために約1cm程度の肝実質を付けて胆嚢板（cystic plate）を切除する胆嚢床肝切除術を施行している．
- リンパ節郭清に関しては，胆嚢癌は神経浸潤を伴うことが多く[2]，胆管周囲神経叢をしっかりと郭清するには胆管切除は必要と考えている．したがって，当科では胆管切除を伴うD2リンパ節郭清を基本方針としており，本稿では胆管切除を伴う胆嚢床切除術について解説する．

≫ 手術時の注意点

- 肝離断の際，腫瘍露出がないように腫瘍と離断している部位との位置関係を常に意識する．
- 肝離断を進めると肝門部において前区域グリソン鞘に近接する．ここでは，術後胆汁漏を避けるための配慮が必要である．

≫ 術前準備・チェック

- CT検査．
- MRI検査．
- 腹部超音波検査．
- 血液検査（肝機能，黄疸の有無）．
- 結腸前処置（結腸合併切除が予想されれば施行）．

≫ 手術体位

- 体位は仰臥位で行う 図1．
- 術者は患者の右側に，助手は患者の左側に立つ．

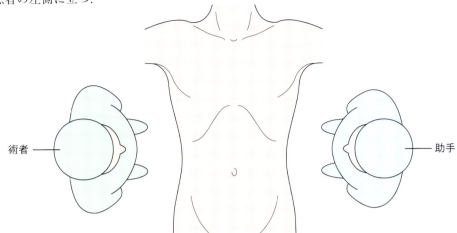

図1 手術体位
仰臥位で行う．

手術手順

1. 開腹，腹腔内検索 …… p.41
2. 肝十二指腸間膜リンパ節郭清 …… p.42
3. 肝外胆管切除 …… p.42
4. 肝切除，標本摘出 …… p.43 point
5. 胆管空腸吻合 …… p.45
6. ドレーン留置，閉腹 …… p.46

手術手技

- 本手技における手術時間の目安は，3時間30分ないし4時間程度である．

1 開腹，腹腔内検索

- 上腹部正中切開で開腹する 図2．
- 腹腔内を検索し，明らかな非治癒因子がないことを確認する．術中超音波検査で癌の広がりを把握しておく．

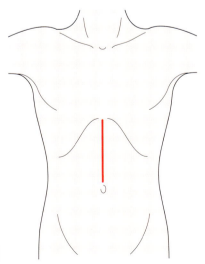

図2 上腹部正中切開

胆嚢床切除術（cystic plate の処理を含む）

2 肝十二指腸間膜リンパ節郭清

- Kocher授動術を行い，膵頭十二指腸を十分に授動し，後上膵十二指腸動脈をメルクマールに膵実質を露出するように No.13a リンパ節郭清を行う 図3 .
- 肝十二指腸間膜の前面を横断するように十二指腸付近で外膜の切開を行う．小血管が密集しているので出血させないよう結紮やエネルギーデバイスなどで適切に処理する．膵上縁リンパ節郭清を行い，郭清したリンパ節を肝十二指腸間膜につけ一括にして郭清する．

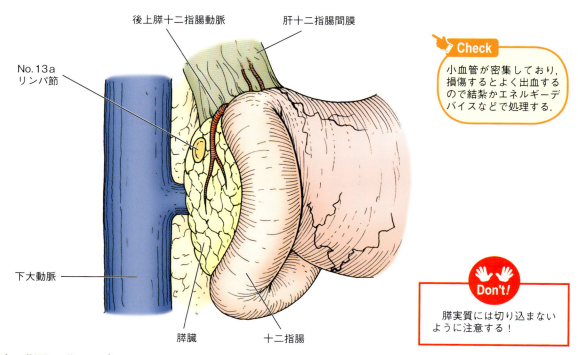

> **Check**
> 小血管が密集しており，損傷するとよく出血するので結紮かエネルギーデバイスなどで処理する．

> **Don't!**
> 膵実質には切り込まないように注意する！

図3 肝十二指腸間膜リンパ節郭清

3 肝外胆管切除

- 総胆管乳頭部側は膵上縁のレベルで結紮切離する．結紮は4-0モノフィラメント吸収糸を用いて，刺通結紮を含む二重結紮後に切離する 図4 .

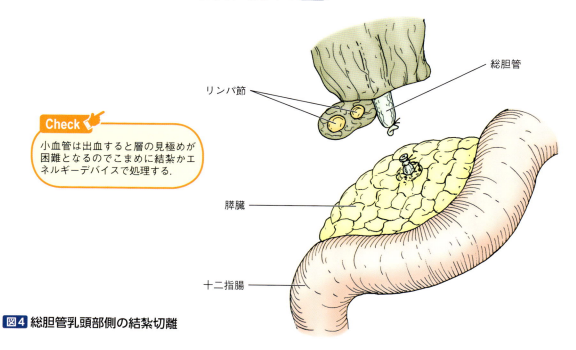

> **Check**
> 小血管は出血すると層の見極めが困難となるのでこまめに結紮かエネルギーデバイスで処理する．

図4 総胆管乳頭部側の結紮切離

- 肝側胆管は右肝動脈の位置を認識し，胆管から十分に剥離した後に総肝管の高さで切離する 図5．胆管断端は，鑷子などによる挫滅で断端の病理組織学的評価が困難となるため，愛護的に把持する．

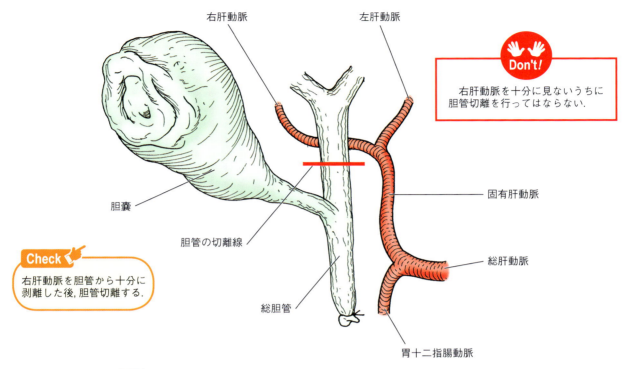

図5 肝外胆管切除

4 肝切除，標本摘出

肝離断または胆嚢床切除
- まず肝表面に切離予定線を電気メスなどでマーキングする．全肝阻血法（Pringle 法）下に肝実質破砕法で肝離断を開始する．当科では肝離断の際には超音波凝固切開装置を用いているが，慣れた手技で行うのがよい．比較的浅い部位においても中肝静脈の末梢枝が存在することがあるため，出血させないよう注意して丁寧に処理する．
- 肝離断中は，術中超音波で離断面と腫瘍が近接していないか確認する．肝離断を進めていくと前区域グリソン鞘に近接する．ここでは特に慎重に肝離断を進め，肝実質をしっかりと破砕し，索状物はこまめに結紮するなど適切に処理する．
- 出血したとしても不用意に電気メスやソフト凝固などの凝固止血や縫合止血を試みないことが重要である．

胆嚢床切除術（cystic plate の処理を含む）

- 前区域グリソン鞘へ熱凝固を加えると，術後1～2週間で遅発性胆汁漏をきたすことや胆管狭窄をきたすことがある．また，縫合止血を行う際も運針に気を付けないと，前区域胆管や動門脈を巻き込む危険性がある 図6．
- 前区域グリソン鞘から肝門部方向へ離断を進め，cystic plate を鉗子で分割し結紮切離することで標本摘出となる 図7．

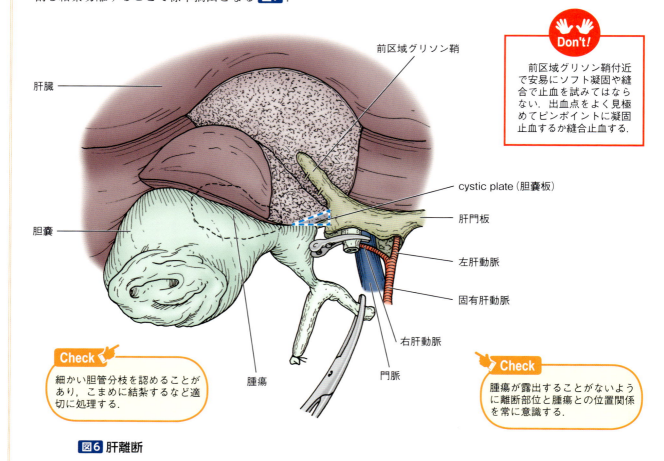

Don't!
前区域グリソン鞘付近で安易にソフト凝固や縫合で止血を試みてはならない．出血点をよく見極めてピンポイントに凝固止血するか縫合止血する．

Check
細かい胆管分枝を認めることがあり，こまめに結紮するなど適切に処理する．

Check
腫瘍が露出することがないように離断部位と腫瘍との位置関係を常に意識する．

図6 肝離断

手技のポイント

cystic plate は長谷川式鉗子などで薄く通して，数回に分けて結紮切離する 図7．前区域グリソン鞘付近で出血したとしても安易に凝固止血や縫合止血を試みてはいけない．

Check
cystic plate のすぐ背側には前区域グリソン鞘があるので注意する．

図7 cystic plate の処理

胆嚢床肝切除

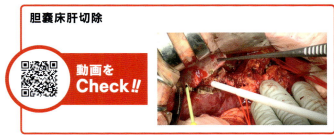

https://gakken-mesh.jp/app/webroot/ds/005gap/1-4-1.html

5 胆管空腸吻合

- 再建は Roux-en-Y 法で，トライツ靱帯から約 30cm の空腸を切離後，後結腸経路で挙上し，盲端から約 15cm 部位の腸間膜対側に小孔を開け，5-0 モノフィラメント吸収糸を用いた結節縫合で胆管空腸吻合を行う 図8 ．
- 吻合の際，胆管壁が裂けることがないように，また術後吻合部狭窄をきたすことがないよう，運針のバイトやピッチに気を付ける．実際には胆管径や壁の厚さにもよるが，バイト 3mm，ピッチ 3mm を目安に運針している．また，結紮の際も糸に過度な緊張がかかると胆管壁が裂けてしまうので丁寧かつ確実に結紮する．
- 胆管空腸吻合部から 40～50cm 肛門側で Y 脚作成を行う．

Don't!
結紮糸に過度な緊張をかけてはいけない．

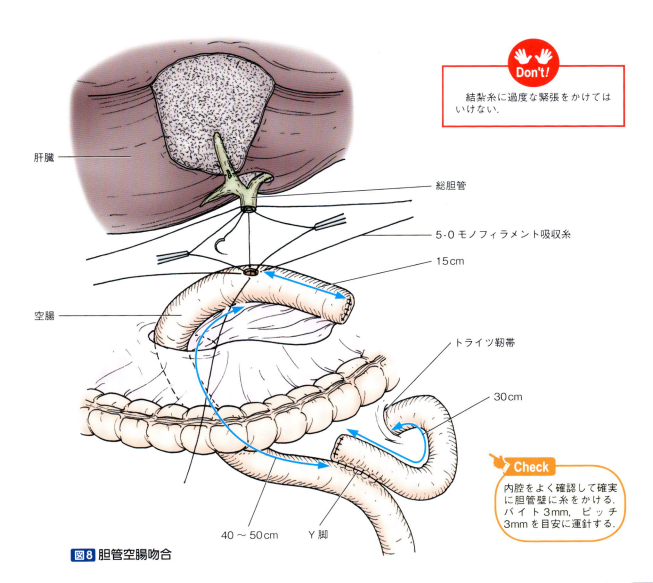

Check
内腔をよく確認して確実に胆管壁に糸をかける．バイト 3mm，ピッチ 3mm を目安に運針する．

図8 胆管空腸吻合

胆嚢床切除術（cystic plate の処理を含む） **45**

6 ドレーン留置，閉腹

- ドレーンは右側腹部から胆管空腸吻合部背側を通り，肝Spiegel葉背側に先端を置く 図9．
- 閉腹は2層で層々に閉鎖する．

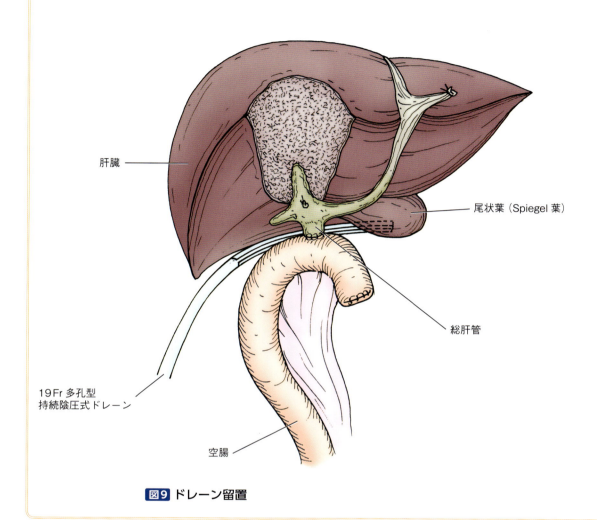

図9 ドレーン留置

術後チェックポイント

- ☑ 血液検査で，血算，血清ビリルビン値やトランスアミナーゼ値などを確認する．
  問題があれば，体外式超音波やダイナミックCTなどで評価する．

- ☑ ドレーン排液で胆汁が流出していないかチェックする．
  術後3日目頃より食事を再開している．食事再開後にもドレーン排液の性状が変わりなければ，術後4～5日目に抜去としている．当科では，排液中のビリルビン値をルーティンで測定していないが，排液の性状で胆汁漏が疑わしい場合は測定するようにしている．

- ☑ 適宜，体外式超音波を行い，肝内胆管拡張がないか，肝動脈や門脈血流に問題がないか，肝周囲に貯留液がないかを確認する．
  異常があればダイナミックCTなどで評価する．

起こりやすい合併症

◼ 胆汁漏

対策法として，まず術前の念入りな解剖把握が重要である．MDCT（マルチスライス CT：multi-detector row CT）や MRI などで肝門部グリソン鞘の解剖を十分に把握する．術中の対策としては，前区域グリソン鞘付近での手術操作が重要であり，その詳細は前述（p.43 〜 p.44 参照）のとおりである．

ドレーンは吻合部背側を通り，肝 Spiegel 葉背側に先端がくるように適切に留置し，術後胆汁漏が起こったとしても良好なドレナージができるようにする．

文 献

1）Endo I, Shimada H, Takimoto A, et al. Microscopic liver metastasis: prognostic factor for patients with pT2 gallbladder carcinoma. World J Surg 2004; 28（7）: 692-6.

2）Yamaguchi R, Nagino M, Oda K, et al. Perineural invasion has a negative impact on survival of patients with gallbladder carcinoma. Br J Surg 2002; 89（9）: 1130-6.

1章 胆道

肝十二指腸間膜リンパ節郭清
(Lymphadenectomy of the Hepatoduodenal Ligament)

▶▶ 江畑智希, 水野隆史, 梛野正人（名古屋大学大学院腫瘍外科学）

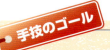

- 胃十二指腸動脈，総肝動脈，固有肝動脈を同定・剥離・温存できる．➡ 3, 4
- 門脈本幹を同定・剥離・温存できる．➡ 4
- 総胆管を膵上縁レベルで同定・切離できる．➡ 5
- リンパ節郭清の範囲を調節できる．➡ 7

≫ 手技の適応・目的

- 乳頭部癌，膵頭部癌，遠位胆管癌に対する膵頭十二指腸切除術に併施される．
- 肝門部領域や肝内胆管癌，胆嚢癌に対する肝切除術に併施される．
- 時に，遠位胆管癌に対する胆管切除術に併施される．
- 肝内胆管癌，胆嚢癌の一部で，胆管を温存しつつ併施されることがある．
- 本法の目標は，肝十二指腸間膜内の肝動脈・門脈以外の組織をリンパ節ごと摘除することである．
- 郭清されるリンパ節は，肝十二指腸間膜内 (No.12) から総肝動脈周囲 (No.8a, No.9) と膵頭部後面 (No.13, No.8p) である．

≫ 手術時の注意点

- 肝切除術に併施する場合と，膵頭十二指腸切除術に併施する場合ではその手順と郭清範囲に差異がある．さらに，前者には肝外胆管切除を伴う場合と伴わない場合がある．
- 癌の局在や深達度に合わせて，胆管切除の有無やリンパ節の郭清範囲を調整する．
- 肝動脈・門脈の副損傷を防ぐことが最も重要である．

≫ 術前準備・チェック

- MDCT (マルチスライス CT : multi-detector row CT) は必須である．各種方向で再構築画像を検討し，肝動脈系，門脈系の３Ｄ血管像を作成する．肝動脈系の分岐・走行様式，右胃動脈の分岐部位，左胃静脈の合流部位を確認する．
- 表 にある代表的な動脈変異は，術中誤認・混乱の可能性があるため，術前に把握しておく．

表 術前に把握しておくべき動脈変異

上腸間膜動脈から分岐する右肝動脈系
総胆管腹側を走行する右肝動脈系
胃十二指腸動脈から分岐し総胆管右側を上行する右肝動脈系
左胃動脈から分岐する左肝動脈系
左肝動脈から分岐する左胃動脈系（左下横隔動脈）

> 手術体位

- 体位は仰臥位で行う 図1．
- 術者は患者の右側に，助手は患者の左側に2人立つ．
- 右利きの術者の場合，手技操作の運動方向は患者の尾側から頭側が自然である．

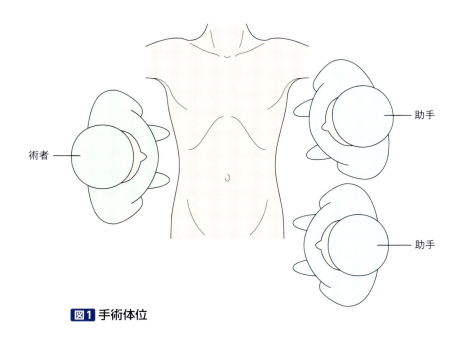

図1 手術体位

手術手順

1	開腹 p.50
2	Kocher授動術 p.50
3	総肝動脈周囲リンパ節郭清 .... p.51 (point)
4	重要動脈と門脈の同定 .... p.52 (point)
5	総胆管の同定・切離 .... p.53 (point)
6	門脈本幹の露出 .... p.55 (point)
7	膵頭後面のリンパ節郭清 p.56
8	門脈の全長露出と右門脈切離 .... p.57 (point)

手術手技

- 本稿では，右肝切除＋胆管切除に併施する標準的郭清（No.12，No.13a，No.8ap）の一例を解説する．
- 本手技は，重要血管を安全な部位で同定することを強調した初学者向けの方法である．
- 手術時間は2時間以内で，出血（含リンパ液）は200 mL以下を目標にする．小血管が多いため操作は細かく丁寧に行い，こまめに止血することが重要である．

1 開腹

- 上腹部正中から右季肋部に向かう J 字，もしくは逆 L 字切開で開腹する 図2．剣状突起は切除する．
- 癌の局所進展所見や，遠隔転移などを検索する．

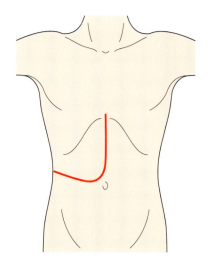

図2 開腹

2 Kocher 授動術

- トライツ膵後筋膜の腹側（下大静脈は露出しない）で剥離し，大動脈が確認できる程度まで行う 図3．
- この目的は，膵頭背面に連なる No.12p から No.8p リンパ節の郭清精度を上げることと，No.16 リンパ節のサンプリングのためである．
- 逆にいうと，高リスク例などでこれらを意図しない（No.12 の郭清だけ行う）場合は Kocher 授動術をすべきではない．

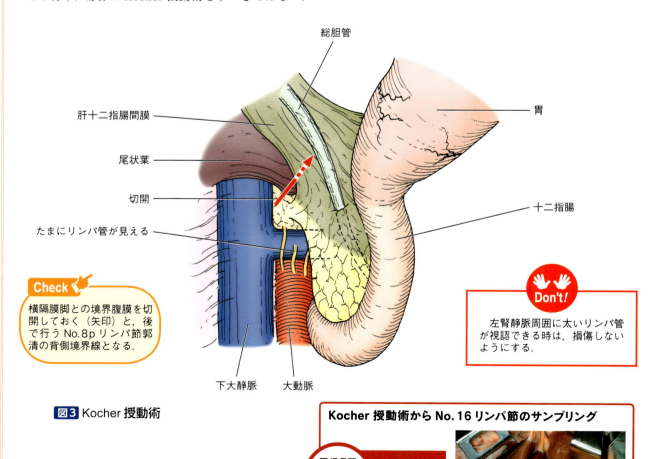

図3 Kocher 授動術

Check
横隔膜脚との境界腹膜を切開しておく（矢印）と，後で行う No.8p リンパ節郭清の背側境界線となる．

Don't!
左腎静脈周囲に太いリンパ管が視認できる時は，損傷しないようにする．

Kocher 授動術から No.16 リンパ節のサンプリング

動画を Check!!

https://gakken-mesh.jp/app/webroot/ds/005gap/1-5-1.html

point
3 総肝動脈周囲リンパ節郭清

- 小網を切開し，右胃動脈を幽門部辺りで切離する 図4．前後して，十二指腸上動脈を切離しつつ十二指腸を尾側に授動する．触診で胃十二指腸動脈の位置の目安を付ける．
- 胃十二指腸動脈を明らかにし，同時に No.8a リンパ節を同定する．
- 右胃動脈断端を右側に牽引しながら，No.8a リンパ節のみを切除する．膵頭部との境界腹膜を切開し，頭側方向に進める．小血管が1～3本程あるので，出血させないよう注意する．総肝動脈神経叢の腹側面が露出されるのでその層を維持しながら頭背側まで剥離する．
- No.8a リンパ節は，総肝動脈頭背側で No.8p リンパ節に連続するため，脾静脈が見えるぐらいを目安として一度終了する．
- また，No.9 リンパ節にも左方向で連続していくので，その境界を（自分で定めて）切離する．
- No.8a リンパ節は大きく視野の邪魔になるので，切除すると視野はすっきりする．

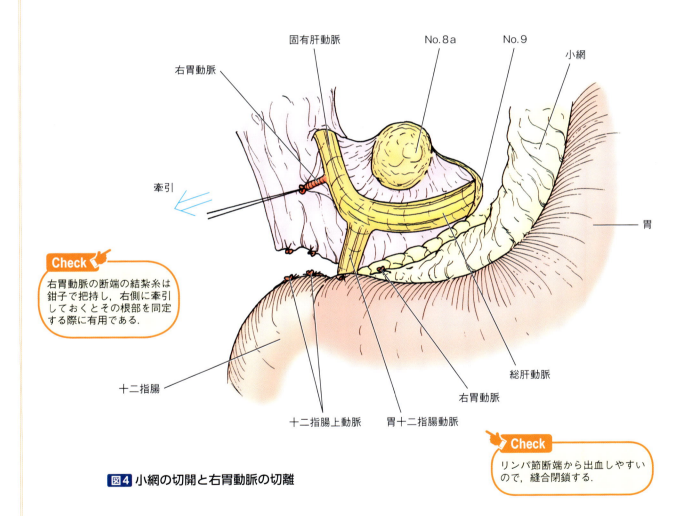

Check
右胃動脈の断端の結紮糸は鉗子で把持し，右側に牽引しておくとその根部を同定する際に有用である．

Check
リンパ節断端から出血しやすいので，縫合閉鎖する．

図4 小網の切開と右胃動脈の切離

手技のポイント

ここで No.8a リンパ節を切除するのは en bloc 郭清（の美学）に反するかもしれない．しかし，そもそも肝十二指腸間膜リンパ節郭清においては en bloc コンセプトはまったく成立しない．内部に存在する肝動脈と門脈（時には胆管も）を残さないといけないからである．

> point

4 重要動脈と門脈の同定

- 総肝動脈と胃十二指腸動脈の分岐部，さらに固有肝動脈から左肝動脈方向に向けて動脈前面の神経叢を少しずつ切開し，動脈を外膜レベルで明らかにする．この過程で右胃動脈根部が確認できるので結紮切離する 図5 ．
- 小さな直角鉗子（長谷川式剥離鉗子〈小〉など）を用いて慎重に総肝動脈，固有肝動脈，胃十二指腸動脈をすくい，血管テープをかける．
- 血管テープを利用して動脈を牽引しつつ鋭的に動脈周囲神経叢を切離し，肝動脈系を遊離する．CT画像では認識できない胆管枝，尾状葉枝や無名枝が存在するので，確実に結紮し止血する．

Don't!
右胃動脈根部を剥離不十分な状態で切離してはならない．左肝動脈系を損傷しかねない．

Check
神経か小血管かどうか悩んだ場合は，結紮する．

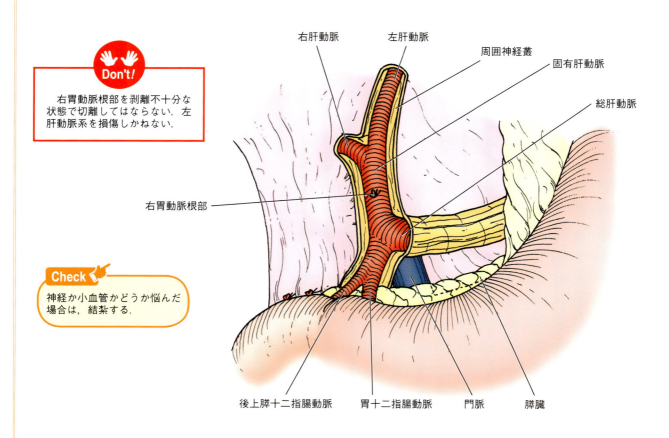

図5 動脈と門脈の同定

手技のポイント

動脈外膜上の微細血管網（栄養血管）を視認しながら鋭的な操作で周囲神経叢を剥離していく．

Don't!
エネルギーデバイスにより，この微細血管網に熱損傷を加えてはならない．

肝動脈系の剥離

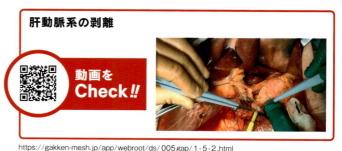

動画をCheck!!

https://gakken-mesh.jp/app/webroot/ds/005gap/1-5-2.html

- 総肝動脈と胃十二指腸動脈と膵実質上縁で作る三角領域の薄い結合織を切離すると，そこに門脈本幹の腹側面が現れる．ここから鉗子を挿入し，総肝動脈（＋周囲神経叢）にテープをかける．

手技のポイント

門脈本幹に沿いながら鉗子をジワリと進めるが，先の操作で総肝動脈頭背側での No.8a ～ No.8p リンパ節を十分剥離しておくと，行いやすい．

> **Check**
> ここで門脈を発見するのは容易であるが，門脈をテーピングするのは困難である．

- 先の固有‐総肝動脈剥離層は動脈外膜上であり，この総肝動脈の剥離層は神経叢上であるためズレが存在する．これをつなげるために，総肝動脈周囲神経叢（背側はかなり厚い）を切離する．

point

5 総胆管の同定・切離

- 触診で胆道ドレナージチューブを確認し，総胆管の位置を推定する．
- No.13a，No.12b のリンパ節だけを電気メスで切除すると，膵上縁レベルの総胆管右壁に到達する．

手技のポイント

膵表面に後上膵十二指腸動静脈系の枝があり，時に小枝をリンパ節に分岐する．この小枝は出血しやすく，視野が赤くなると以降の手術操作の速度が落ちる．堅実性の高い処理を推奨する．

くどいようだが，結紮が無難である．リンパ節に切り込むと（エネルギーデバイスを用いても）裂けて止血する．縫合閉鎖を追加し，止血を図る．

- 胆管の硬さや厚さ，太さには個人差があり，時に太くて困惑する（多くは胆嚢管＋総胆管である）．このような時でも胆道ドレナージチューブを触れれば，胆管であることが確信できる．

- 総胆管を鑷子で強く牽引し，左壁から後方を剥離する．静脈や神経がまとわりつくので，細かい操作で忍耐強く切離する 図6 ．

> **Check**
> 膵上縁レベルの総胆管は，腹側に後上膵十二指腸動脈，背側には後上膵十二指腸静脈が走行している．

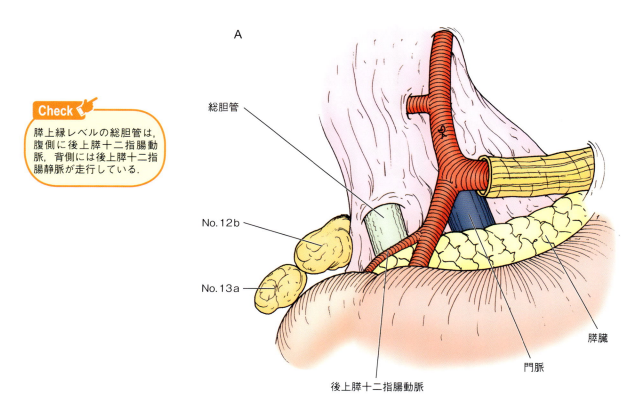

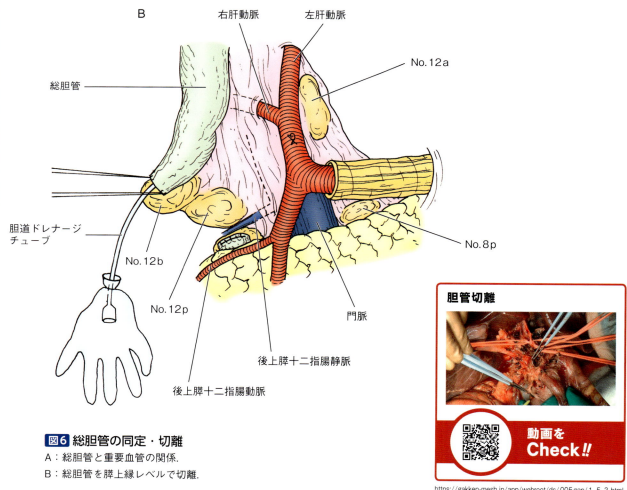

図6 総胆管の同定・切離
A：総胆管と重要血管の関係．
B：総胆管を膵上縁レベルで切離．

- ある程度剝離操作が終了した後，胆管壁に接するように全周性に鉗子を通す．
- 胆管を切離し，胆管断端を迅速病理検査に提出する．この過程で既存の胆道ドレナージチューブは抜去し，術野から上流側胆管に新たなチューブを挿入する．術中の胆道ドレナージは胆管炎予防のために重要である．

手技のポイント

胆管の両側を鉗子で挟みその間を切離する．適正な検体の長さは3mm程度である．下流（十二指腸）側は往復で連続縫合閉鎖（4-0 PDS®）する．上流側はZ縫合を2本かけ，その隙間からチューブ（6F PTCDカテーテル®）を挿入した後に結紮する．これは，胆汁漏を最小化する工夫である．

Don't!
（ここに限らず）胆管はメッツェンバウム剪刀やメスで鋭的に切離する．電気メスを用いると熱変性で組織学的評価が困難になる．

point 6 門脈本幹の露出

- 胆管を切離すると，その背側には大きなNo.12pリンパ節，膵上縁と後上膵十二指腸静脈が見える．また，固有肝動脈の背側には門脈が透けて見えるはずである．
- 薄い結合織を切開すると門脈本幹右壁に到達する．ここで，門脈全周を剝離し，テープをかける 図7．しかし，門脈本幹の露出はまだ不十分である．次は正面から固有肝動脈周囲の結合織およびNo.12aリンパ節を把持し左方に牽引し，門脈本幹との間にある神経叢を切離する．
- さらに，No.8pリンパ節の背側を剝離しておく．

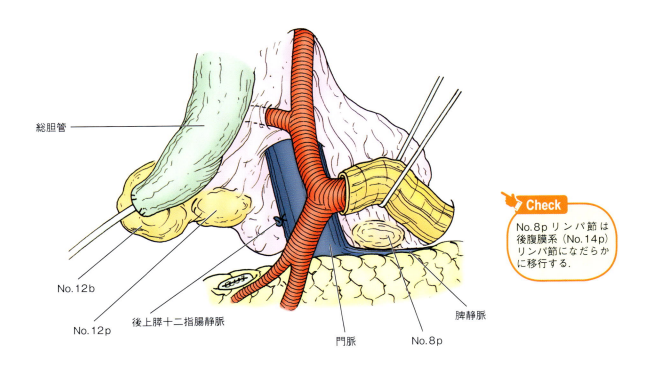

Check
No.8pリンパ節は後腹膜系（No.14p）リンパ節になだらかに移行する．

図7 門脈全周を剝離

肝十二指腸間膜リンパ節郭清

手技のポイント

先の後上膵十二指腸静脈の合流部が確認できるので，結紮切離する．同レベルの門脈の左壁と後壁にはリンパ節との交通枝（細い）を認めることがあるので，慎重に剥離する．

損傷した場合は，5-0プロリーン®でZ縫合閉鎖，困難ならサージセル®・アブソーバブル・ヘモスタットでしばらく圧迫する．

7 膵頭後面のリンパ節郭清

- 門脈，肝動脈系の背側にNo.12a〜No.8p〜No.12pのリンパ節が連なる．
- Kocher授動術をするように膵頭十二指腸を腹側に挙上し，大きな直角鉗子をリンパ節の背側に挿入し，直視下に後腹膜系リンパ節との境界を切離する 図8 ．
- これで肝十二指腸間膜リンパ節郭清の尾側境界は終了となる．

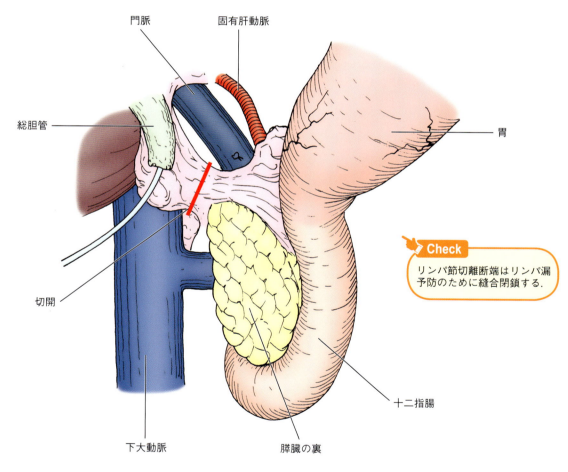

> Check
> リンパ節切離断端はリンパ漏予防のために縫合閉鎖する．

図8 膵頭後面のリンパ節の郭清

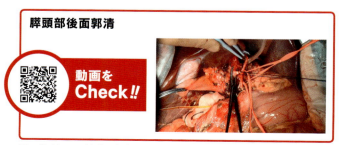

膵頭部後面郭清 動画をCheck!!

https://gakken-mesh.jp/app/webroot/ds/005gap/1-5-4.html

point
8 門脈の全長露出と右門脈切離

- 右肝動脈を切離すると，左肝動脈-固有肝動脈が肝十二指腸間膜から遊離する．
- 門脈前面に沿って結合織を切離する 図9．この操作を門脈臍部基部まで行う．
- 門脈を剥離し左右分岐部まで遊離する．これで郭清する組織が門脈を軸に左右に分かれたことになる．

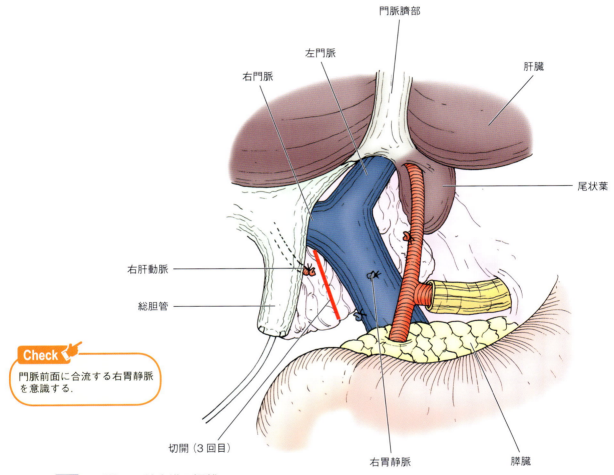

Check
門脈前面に合流する右胃静脈を意識する．

図9 門脈前面の結合織の切離

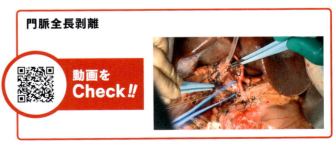

門脈全長剥離

動画をCheck!!

https://gakken-mesh.jp/app/webroot/ds/005gap/1-5-5.html

手技のポイント

門脈を鑷子で直接把持することには賛否両論がある．筆者らは，門脈を大きく持てば問題はないと考えている．
門脈剥離も肝動脈同様にメッツェンバウム剪刀などを用いて鋭的に剥離していく．基本的に小枝は少ないので，テンポよく進めることができる．

肝十二指腸間膜リンパ節郭清

- これまでの肝十二指腸間膜の横断イメージで整理すると，ここまでで間膜に2回縦切開が入っている．郭清リンパ節群は，左肝動脈-固有肝動脈の軸に沿って左右に分離され，次に門脈を軸に左右に分離される．間膜背側で（わずかであるが）左右はまだつながっている 図10 .
- この段階では右門脈を切離するには視野不良である．門脈右縁に沿って縦に間膜背側を切開する（3回目） 図11 と胆管だけを腹側に挙上できるようになる．右門脈が良好な視野で確認できるので，右門脈の切離を行う．これで，肝十二指腸間膜リンパ節郭清を終了する．
- この後は，肝門部の脈管処置が中心となり，リンパ節郭清の意義は薄くなる．

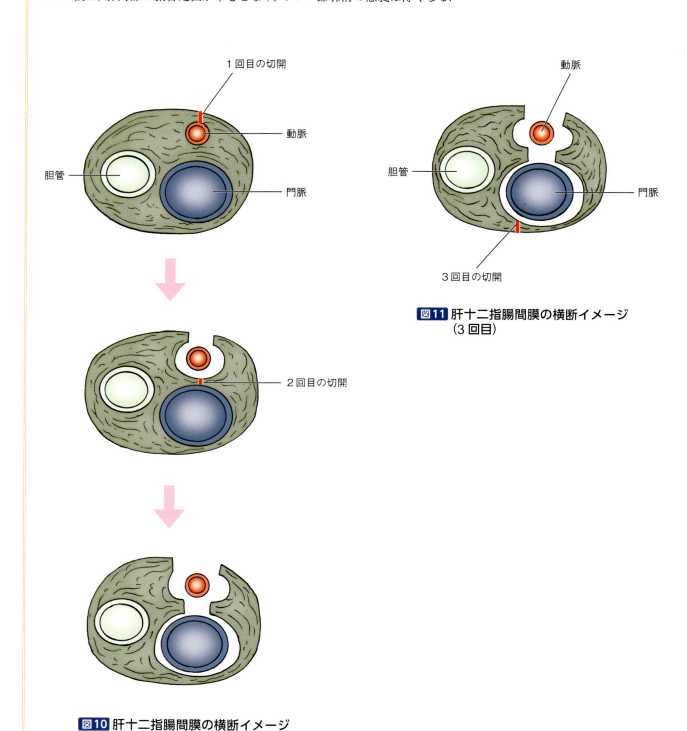

図10 肝十二指腸間膜の横断イメージ（1，2回目）

図11 肝十二指腸間膜の横断イメージ（3回目）

術後チェックポイント

- ☑ 膵頭後面ドレーンの排液の肉眼的性状（色，混濁，量）を確認する．
- ☑ 同上ドレーン排液の生化学検査（総ビリルビンとアミラーゼ）を行う．
- ☑ 同上ドレーン排液の細菌培養検査を行う．
- ☑ 同上ドレーンの位置が良好かつ上記3つが問題なければ，1週間以内にドレーンを抜去できる．
- ☑ 術後の造影CT検査，ドレーンの位置（重要血管との関係も），膿瘍，門脈血栓などをチェックする．

起こりやすい合併症

1 膵液瘻

　総胆管切離や膵頭後面系のリンパ節郭清の際に，膵実質を損傷したことが原因と考えられる．正常膵の場合は，手術操作による圧迫や牽引によっても発生しうる．

　手術時に挿入したドレーンを週1～2回交換して対応することが多い．この際には瘻孔造影を行い，適切な位置にドレーンを調整する必要がある．

2 腹腔内膿瘍

　膵液瘻関連の合併症である．CTや瘻孔造影を参考にして，ドレーンを適切な位置に誘導する必要がある．
　膵液瘻の悪臭・膿性・壊死組織・排液量を観察する．

3 腹腔内出血

　活動性の（膿瘍腔を伴う）膵液瘻が2週間ほど持続する場合は，腹腔内出血の発生を想定しなければならない．本格的な出血の前に，前兆的に少量出血することが多い．速やかにダイナミックCTを撮影し，ドレーン・膿瘍腔に接する（近い）動脈瘤や広狭不整な動脈枝を探す．これが出血部位の候補である．
　まれに門脈系からの出血があるので注意する．

> 術後2週間頃の膵液瘻患者に対し，「昨晩，ドレーンガーゼに少量の凝血を認めましたが，今は大丈夫です」との報告があったとする．これを経過観察としてはならない．

文献

1) 高橋　祐，江畑智希，横山幸浩，ほか．肝門部胆管癌に対するリンパ節郭清．消化器外科 2010; 33: 1963-70.
2) 江畑智希，梛野正人，湯浅典博，ほか．胆嚢癌に対する肝外胆管温存の肝十二指腸間膜郭清．手術 2005; 59(9): 1281-6.
3) 江畑智希．胆嚢癌に対する肝区域切除・肝十二指腸靱帯郭清術．外科治療 2004（増刊号）; 90: 600-7.
4) 金岡祐次．肝十二指腸間膜郭清のコツ．二村雄次編集．胆道外科の要点と盲点 第2版．東京：文光堂; 2009. 294-6.

1章 胆道

膵・胆管合流異常に対する胆管切除術
(Bile Duct Resection and Bile Duct Jejunostomy for Pancreaticobiliary Malfunction)

▶▶ 志村正博, 堀口明彦（藤田医科大学ばんたね病院外科）

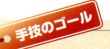

- 直接胆道造影により切除部位を決定できる. ➡ 6
- 胆嚢および拡張胆管を確実に切除できる. ➡ 4, 5, 7, 8
- 胆管空腸吻合ができる. ➡ 9

》手技の適応・目的

- 手術時期の明確なエビデンスはないが，膵・胆管合流異常は胆道癌の発生母地であり，若年での癌発生症例もあるため，診断確定後は早期の手術が推奨される．したがって，診断が確定されれば症状の有無とは関係なく手術適応である．
- 膵液が胆道内に逆流することが病態の主であり，膵液が混合した胆汁がうっ滞する拡張胆管と胆嚢の切除，膵管と胆管を分離し再建することが必要となる．

》手術時の注意点

- 胆道癌の発生率が高率であるため，拡張胆管を確実に切除することが重要である．特に膵内胆管に拡張を認める場合，膵実質を損傷しないよう胆管壁に沿って愛護的な剥離操作を心がける．

》術前準備・チェック

- 耐術可能か全身状態をチェック．
- 血液検査（腫瘍マーカーを含む）．
- CT検査，体外式腹部超音波検査，超音波内視鏡検査：胆道癌の合併頻度が高いため，詳細な精査を行う．
- MRCP検査（磁気共鳴胆道膵管撮影；magnetic resonance cholangiopancreatography），MDCT検査（マルチスライスCT；multi-detector row CT），DIC-CT検査（点滴静注胆嚢造影CT；drip infusion cholangiographic-computed tomography）：胆管の立体的な走行，合流形態，拡張範囲，膜様狭窄の有無を確認する．また血管構築像を作成し胆管と血管の位置関係を把握する．
- ERCP検査（内視鏡的逆行性胆管膵管造影；endoscopic retrograde cholangiopancreatography）：胆嚢内もしくは拡張胆管内より胆汁を採取し，細胞診，膵消化酵素の存在を確認する．

>> 手術体位

- 体位は仰臥位で開始する.
- 術者は患者の右側に，助手は患者の左側に立つ 図1 .

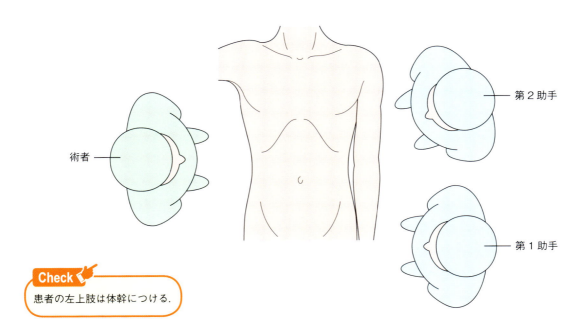

Check
患者の左上肢は体幹につける.

図1 手術体位
術者は患者の右側に，助手は患者の左側に立つ．第2助手は第1助手の右側に立つ．助手の立つ空間を確保するため，患者の左上肢は体幹につける．

手術手順

1. 開腹 ……………………………………………… p.62
2. 胆嚢内胆汁の採取，胆嚢の遊離 ……………… p.62
3. 胆嚢管よりチュービング，拡張胆管内胆汁の採取 …………………………………………… p.63
4. 肝門部胆管の剥離 ……………………………… p.64
5. (point) 膵内胆管（narrow segment）まで総胆管を剥離 ……………………………………………… p.64
6. (point) 胆道直接造影 …………………………………… p.65
7. 膵内胆管の切離 ………………………………… p.66
8. 総肝管の切離 …………………………………… p.66
9. 胆管空腸吻合 …………………………………… p.67
10. 空腸空腸吻合 …………………………………… p.70
11. ドレーン挿入，閉腹 …………………………… p.71

膵・胆管合流異常に対する胆管切除術　61

手術手技

1 開腹

- 心窩部から臍上部，もしくは臍下部まで正中切開する 図2．患者の体形に応じて肝門部の露出が十分にできるようにする．
- 開創器，リトラクター，肝圧排鈎を使用し視野を確保する．創縁を保護するため，プロテクターやガーゼを使用する．
- 肋骨弓が張り出し，肝下面の視野が得にくい場合は，肝右葉の頭側外側に柄付きガーゼを挿入し，肝臓を押し下げ，肝下面の視野を確保する．

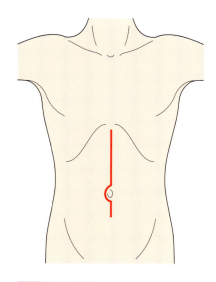

図2 正中切開
肝円索は結紮切離しないので，肝円索の右側で開腹する．

2 胆嚢内胆汁の採取，胆嚢の遊離

- 胆嚢底部にタバコ縫合をかけ，18G針で穿刺し胆嚢内胆汁を採取する 図3．採取した胆汁より，膵酵素（アミラーゼ，リパーゼ，エラスターゼ）測定，細菌培養，細胞診を提出する．
- 胆汁吸引後，タバコ縫合の糸を結紮する．

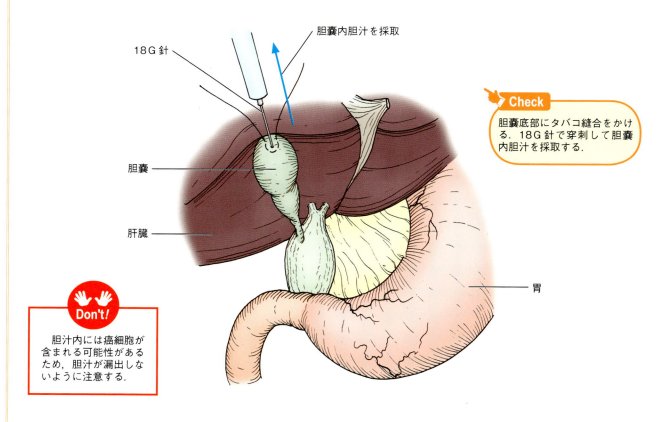

Check
胆嚢底部にタバコ縫合をかける．18G針で穿刺して胆嚢内胆汁を採取する．

Don't!
胆汁内には癌細胞が含まれる可能性があるため，胆汁が漏出しないように注意する．

図3 胆嚢内胆汁の採取
胆嚢底部にタバコ縫合をかけ，18G針を穿刺し胆嚢内胆汁を採取する．
細菌培養は術後の抗菌薬選択に役立つので施行する．

- 胆嚢底部を胆嚢把持鉗子で把持し牽引しながら，胆嚢底部側より胆嚢漿膜を切開し，頸部に向かって胆嚢床より剥離する．
- 助手は肝圧排鉤を肝下面にかけ，肝十二指腸間膜に柄付きガーゼを置き押し下げるように肝門部の視野展開をする．柄付きガーゼは流出した胆汁を回収する役割もある．
- Calot三角では慎重に剥離を行い，胆嚢動脈を同定し結紮切離する．

3 胆嚢管よりチュービング，拡張胆管内胆汁の採取

- 胆嚢管の胆嚢側を結紮し，結紮したすぐ総胆管側に小切開を加え，胆道ドレナージチューブを挿入し結紮固定する 図4．
- 胆道ドレナージチューブより拡張胆管内胆汁を採取する．この胆道ドレナージチューブは胆道直接造影にも使用する．胆嚢内胆汁を採取した時と同様に，胆汁が漏出しないように注意する．

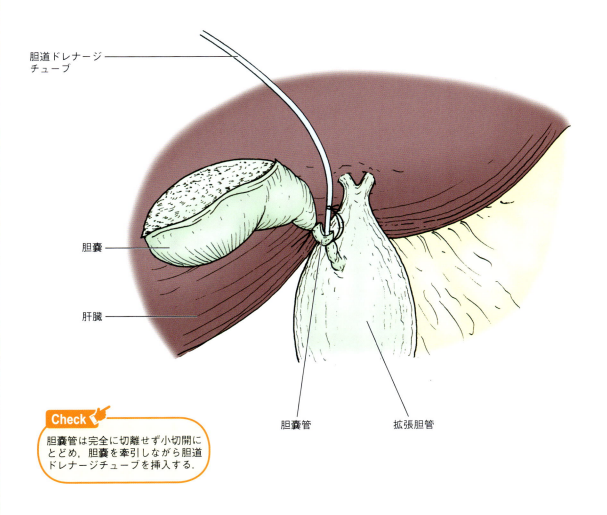

Check
胆嚢管は完全に切離せず小切開にとどめ，胆嚢を牽引しながら胆道ドレナージチューブを挿入する．

図4 胆嚢管へのチュービング
結紮した総胆管側の小切開から胆道ドレナージチューブを挿入し，結紮固定する．

4 肝門部胆管の剥離

- 胆嚢管より肝側で，肝十二指腸間膜を横に切開し総肝管前面を剥離する．総肝管の全周を剥離しテーピングする．
- 通常，胆管の左側には固有肝動脈が，背側には門脈が併走している．固有肝動脈から分岐した右肝動脈は総肝管背側を横行している．これらの脈管を損傷しないよう注意しながら剥離を進める．安全のため，右肝動脈や，固有肝動脈，総肝管をテーピングする 図5．
- 胆汁のうっ滞，漏出を起こさないように総肝管の切離は最後に行う．

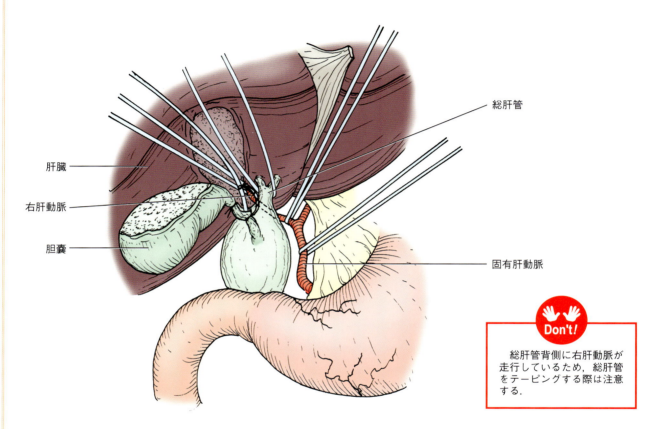

Don't! 総肝管背側に右肝動脈が走行しているため，総肝管をテーピングする際は注意する．

図5 右肝動脈，固有肝動脈，総肝管のテーピング
通常，総肝管背側に右肝動脈が走行しているため，総肝管をテーピングする際に注意する．
脈管走行の破格を認めることがあるため，術前画像で十分に把握しておく．

point
5 膵内胆管（narrow segment）まで総胆管を剥離

- 嚢胞状に拡張した総胆管を周囲組織から剥離する．嚢胞壁の表面には血管網が存在するため，この外側の層で剥離する．
- 総胆管の剥離は狭小部（narrow segment），もしくは総胆管と膵管との合流部まで行う．

手技のポイント

　胆管と膵実質の間には交通枝が存在し，損傷すると剥離層が不明瞭となる．このためエネルギーデバイスを用いて剥離し，必要があれば丹念に結紮切離する．
　拡張胆管形態が嚢胞状の場合は膵管との合流部までに狭小部（narrow segment）を伴っている．紡錘状や円柱状の場合は膵管合流部近傍での口径差が小さく切離線決定が困難であるため，術中胆道直接造影が必要となる．

膵内胆管の切離線

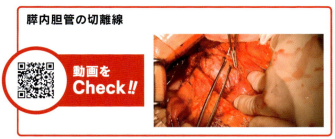

https://gakken-mesh.jp/app/webroot/ds/005gap/1-6-1.html

point 6 胆道直接造影

- 胆嚢管より挿入留置した胆道ドレナージチューブより胆道直接造影を行う．胆管の拡張範囲を把握し，拡張胆管を残存させないよう切離範囲を決定することが重要である．

手技のポイント

膵内胆管の切離線決定において，総胆管と膵管との合流部が直視可能であれば合流部の直上を切離予定線とする．
総胆管と膵管との合流部が直視困難な場合は，胆道直接造影を繰り返し行い，切離線を決定する．この際，切離予定部に金属クリップでマーキングし位置決定を行う 図6 ．

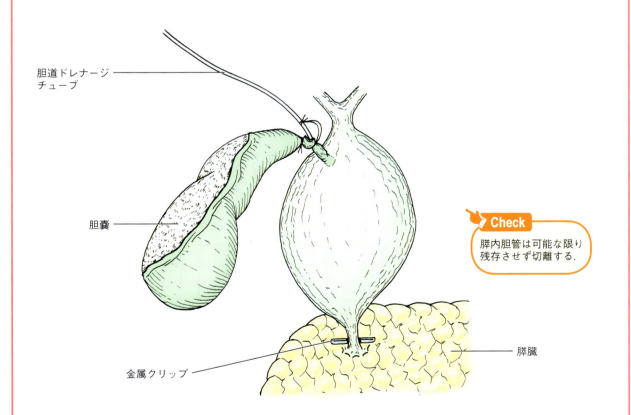

> **Check**
> 膵内胆管は可能な限り残存させず切離する．

図6 金属クリップによる切離予定部位のマーキング
胆道癌発生のリスクを下げるため，膵内胆管は可能な限り残存させず切離することが望ましい．

7 膵内胆管の切離

- 胆道直接造影で決定した膵内胆管切離部を結紮し，さらに刺通結紮を2回加えて切離する 図7．主膵管の損傷に注意する．

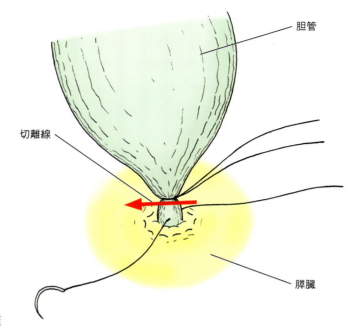

図7 膵内胆管の切離

8 総肝管の切離

- 術前および術中に肝内胆管を観察し，膜様狭窄の有無を必ず確認する．膜様狭窄が遺残すると術後肝内結石の原因となる．膜様狭窄が認められたら，膜を切開し開放することが必要である．
- 左右肝管分岐部直下にブルドック鉗子をかけ，切除側は単結紮および刺通結紮で2重結紮して，総肝管を切離し，標本を摘出する 図8．
- 前述したが，胆汁のうっ滞，漏出を起こさないように総肝管の切離は最後に行う．

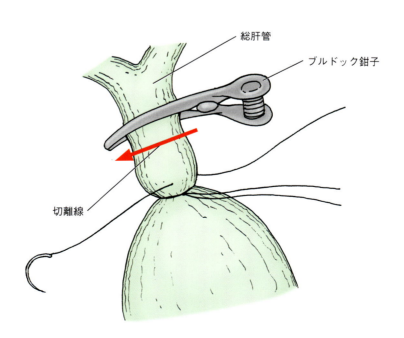

図8 総肝管の切離

9 胆管空腸吻合

- 胆道再建はRoux-en-Y法で行う．トライツ靱帯から約10cm肛門側で，小腸間膜を処理し空腸を自動吻合器で切離する．肛門側のステイプルラインは4-0の吸収糸で漿膜筋層縫合し埋没させる．横行結腸間膜を無血管野の部位で切開し，肛門側空腸を結腸後経路で挙上する．
- ブルドック鉗子を外し，胆汁を吸引する．くどいようだが胆汁は漏出しないように注意する．
- 肝管内腔を観察する．戸谷IV-A型では肝管内に薄い膜を全周性もしくは半周性に認めたり（膜様狭窄），胆管の前後壁に隔壁のような索状物（索状狭窄）を認めることが多い．狭窄をきたすような構造物を認めた場合は切離しておく．
- 左右肝管まで拡張が及んでおり左右肝管合流部より肝側で切離した場合は，左右肝管を1穴に形成する 図9．

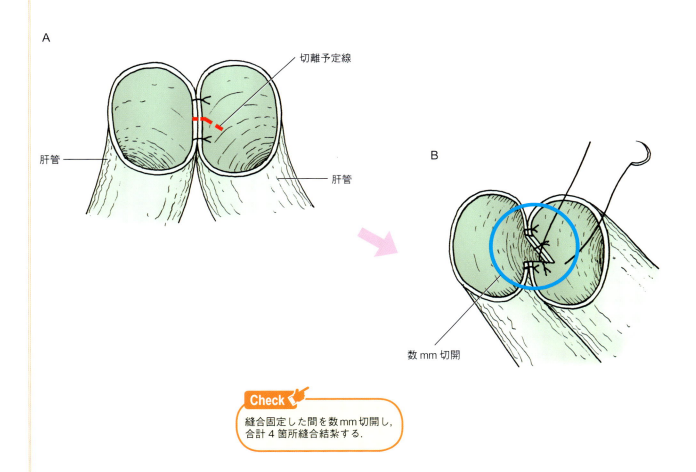

図9 左右肝管の縫合・切開
A：左右肝管を5-0の吸収糸で2箇所縫合結紮し固定する．
B：縫合固定した間を数mm切開し，さらに2箇所縫合結紮する．十分な縫い代が取れるように切開を追加し，最後に切開部の頂点を5-0の吸収糸で結紮する．

- 左右肝管合流部近傍に後区域枝やその他の分枝が合流する場合は，中隔を切開し形成する．
- 左右肝管の距離が離れており形成が困難な場合は，胆管空腸吻合を2箇所で行う．
- 挙上した空腸は盲端から約5cmを吻合予定部とする．空腸は伸展するため，総肝管径よりやや小さめに切開する．

- 5-0の吸収糸を使用し，総肝管と空腸の後壁を内反させるよう全層で内外外内でかける 図10A．まず両端および中央に糸をかけ，左右それぞれ約2mmの間隔で糸をかける 図10B．
- 縫合糸は結紮せず順次把持していく．

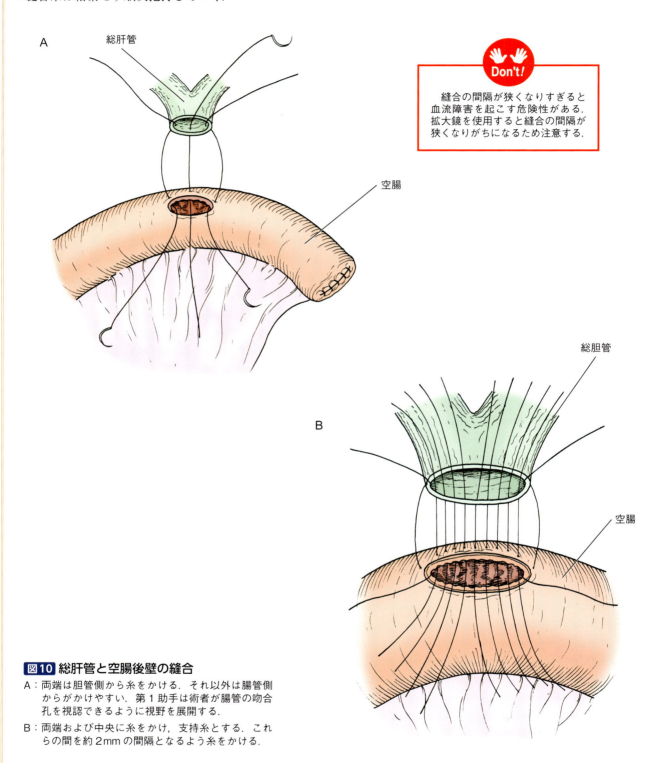

Don't!
縫合の間隔が狭くなりすぎると血流障害を起こす危険性がある．拡大鏡を使用すると縫合の間隔が狭くなりがちになるため注意する．

図10 総肝管と空腸後壁の縫合
A：両端は胆管側から糸をかける．それ以外は腸管側からがかけやすい．第1助手は術者が腸管の吻合孔を視認できるように視野を展開する．
B：両端および中央に糸をかけ，支持糸とする．これらの間を約2mmの間隔となるよう糸をかける．

- 中央付近に抗張力期間の短い吸収糸をかける．これは胆道ドレナージチューブの固定糸となる．
- 全ての糸をかけ終わったら，縫合糸を軽く牽引しながら空腸を胆管側へ送り密着させ結紮する．結紮が終了したら，両端と抗張力期間の短い吸収糸を除き，糸を切る．

- 胆道ドレナージチューブを挿入し，先端を抗張力期間の短い吸収糸で固定する．胆道ドレナージチューブの末梢は挙上した空腸の盲端で腸間膜反対側から腸管外へ誘導する 図11．

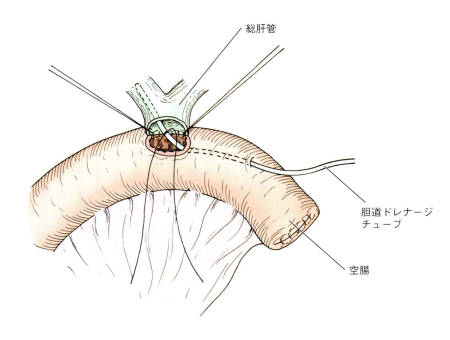

> Don't!
> 胆道ドレナージチューブの側孔に固定糸がかかると抜けなくなることがあるため注意する．

図11 胆道ドレナージチューブの挿入
胆道ドレナージチューブは，術後約2週間で抜去予定のため，抗張力期間の短い吸収糸で固定し抜去できるようにする．

- 胆道ドレナージチューブ刺入部は周囲に抗張力期間の短い吸収糸を使用しタバコ縫合をかけ，胆道ドレナージチューブを空腸に固定する．さらに胆道ドレナージチューブ刺入部にWitzel法を追加し，胆道ドレナージチューブ抜去時に消化液が漏出するのを防ぐ 図12．

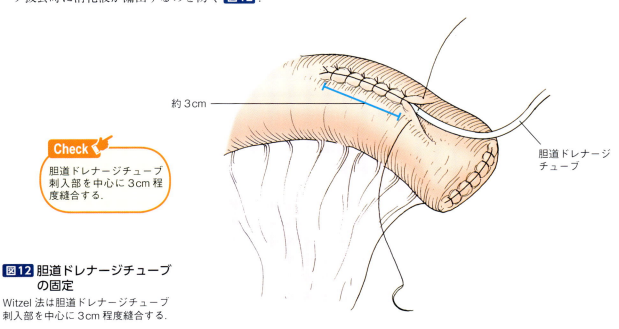

> Check
> 胆道ドレナージチューブ刺入部を中心に3cm程度縫合する．

図12 胆道ドレナージチューブの固定
Witzel法は胆道ドレナージチューブ刺入部を中心に3cm程度縫合する．

- 前壁は外反させるよう全層で外内内外でかける．特に両端は縫合不全を起こしやすいため，後壁の結紮部とオーバーラップするよう近傍にかけ，前壁の両端を結紮してから後壁の両端糸を切る．前壁に外内内外で順次糸をかけ，全ての糸をかけ終えてから結紮する．

膵・胆管合流異常に対する胆管切除術

10 空腸空腸吻合

- 胆管空腸側と十二指腸側の空腸断端を端側吻合（空腸空腸吻合）する 図13．吻合の位置は胆管空腸吻合部に緊張がかからない，たわみ過ぎない長さとする．体格による個人差はあるが胆管空腸吻合部からおよそ30cm程度となる．
- 3-0の吸収糸を使用し，腸管壁を全層で連続縫合する（Albert縫合）．次に4-0の吸収糸を使用し，漿膜筋層を単結節縫合する（Lembert縫合）．

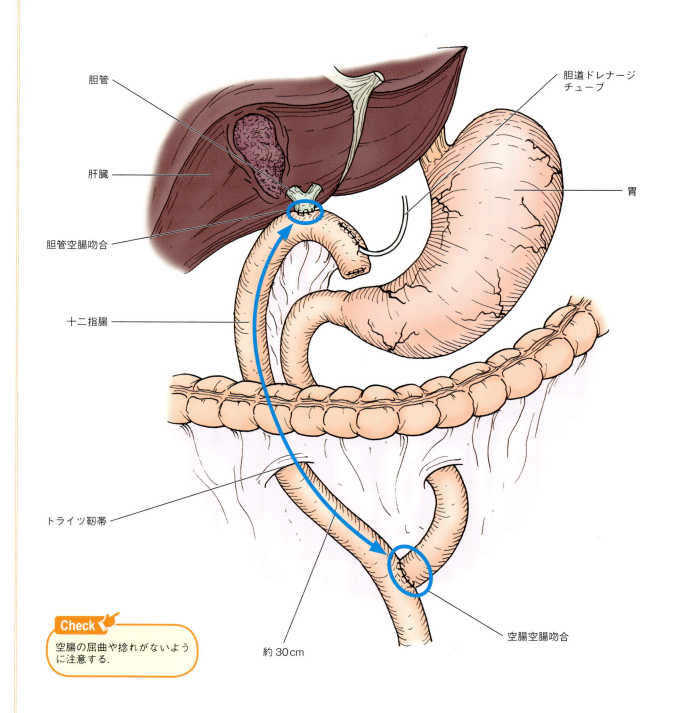

Check
空腸の屈曲や捻れがないように注意する．

図13 空腸空腸吻合
トライツ靱帯から出た空腸が屈曲，捻れがないよう注意する．

11 ドレーン挿入，閉腹

- 腹腔内を温生食で洗浄し，止血を確認する．
- 胆管空腸吻合部背側にクローズドドレーンを留置し，右側腹部から体外へ誘導する．ドレーンの位置は膵液瘻を考慮し，膵内胆管剥離部もカバーできるとよい．
- 胆道ドレナージチューブを腹壁まで最短距離となるよう前腹部から体外へ誘導する．胆道ドレナージチューブは空腸盲端より Witzel 法で腸管外へ誘導しているので，空腸盲端と腹膜の固定は行わない．
- 腹壁は吸収糸を用いて二層で閉腹する．

Don't!
クローズドドレーンと胆道ドレナージチューブが重なると瘻孔ができにくくなるため，それぞれが接しないよう注意する．

術後チェックポイント

- ☑ 早期退院を目指した急性期リハビリを実施する．
- ☑ 膵液瘻，胆汁漏の発生に留意し，ドレーン排液の量や性状，排液中のアミラーゼ，ビリルビン値を経時的に観察する．
- ☑ 胆道ドレナージチューブより直接造影を行い，胆管空腸吻合部の狭窄，縫合不全の有無を確認する．問題がなければ術後2週間以上経過した時点で抜去する．
- ☑ 難治性の膵液瘻に対しては内視鏡下で経乳頭的膵管ステントの留置を考慮する．

起こりやすい合併症

1 SSI（手術部位感染；surgical site infection）
皮下組織への感染により膿瘍を形成する危険性がある．速やかに創部を開放し，ドレナージする．

2 胆汁漏
胆汁漏の予防，胆管空腸吻合部の狭窄予防を目的として，胆道ドレナージチューブを留置し，空腸盲端側から体外へ誘導する．

3 膵液瘻
膵内胆管剥離部から発生する可能性がある．

4 胆管空腸吻合部狭窄
治癒過程において狭窄し，胆管炎，肝内結石の発生の原因となることがある．

5 肝内胆管結石
胆管空腸吻合部の狭窄，腸液が胆管内へ逆流することによる繰り返す胆管炎から発生する．

文献

1) 日本膵・胆管合流異常研究会，日本胆道学会．膵・胆管合流異常診療ガイドライン．医学図書出版；東京：2012．
2) 安藤久實．膵・胆管合流異常の外科治療の現状と問題点．日本消化器病学会雑誌 2014; 111: 712-7.
3) 石原 慎．先天性胆道拡張症／膵・胆管合流異常の治療．胆道 2011; 25 (5): 809-14.
4) 大内田次郎，千々岩一男．総胆管拡張手術 Digestive Surgery NOW No.4 胆・膵外科標準手術 操作のコツとトラブルシューティング．メジカルビュー社；東京：2009．
5) Ando H, Kaneko K, Ito T, et al. Complete excision of the intrahepatic portion of choledochal cysts. J Am Coll Surg 1996; 183: 317-21.

1章 胆道

胆管空腸吻合
(Hepatico Jejunostomy)

>> 樋口亮太, 山本雅一（東京女子医科大学医学部消化器外科学〈消化器・一般外科〉）

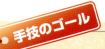

- 再建を要する胆管の壁の厚みや本数を把握して, 確実に再建できる.
- 術式に応じた胆管再建のポイントを理解できる.
- 手術全般を通して, 術野への胆汁散布を最低限にできる.

≫手技の適応・目的

- 胆管空腸吻合術は, 胆管切除を伴う手術で, 再建のために行われる.
- 肝胆膵手術時に行われる胆管空腸吻合は, 手術の終盤に行われることが多いものの, 良好な手術経過のためには気の抜けない重要な手技であり, 基本に忠実で丁寧な手術操作が求められる.
- 最も基本的な総肝管レベルでの胆管空腸吻合については他稿を参照していただき[1～4], 本稿では, より複雑な肝門部胆管を切除する膵頭十二指腸切除術（pancreaticoduodenectomy；PD）, 胆管切除を伴う左肝切除や右肝切除における胆管空腸吻合の実際とポイントについて解説する.

≫手術時の注意点

- 疾患や病変範囲により胆管切離や郭清範囲は異なるため, 胆管空腸吻合でも難易度は異なる.
- 術式, 胆管切離の部位と胆管の解剖学的バリエーションにより, 再建胆管の本数, 肝側胆管の再建に必要な"頸の長さ"が規定される.
- 術前胆道ドレナージの有無によって胆管の炎症の程度が異なり, それによって肝側胆管壁の厚みが異なる. 術前胆道ドレナージが行われず, 胆管炎が生じていない場合には胆管壁が薄いことが多く, かつ胆管拡張のない場合には難易度が高くなる.

≫術前準備・チェック

- 画像診断によって, 病変の進展度診断や, 胆管, 肝動脈, 門脈, 肝静脈の解剖学的分岐形態と位置関係, 切離予定線における想定される再建が必要となる胆管の本数をある程度予測しておく.

≫手術体位

- 体位は仰臥位で行う 図1 .

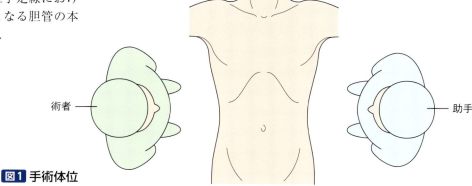

図1 手術体位

手術手順

肝門部胆管を切除する膵頭十二指腸切除術での胆管空腸吻合

1. 再建の準備 ……………………………… p.74
2. 挙上空腸側の吻合孔の作成,
   吻合部後壁の運針 ……………………… p.74
3. 吻合部後壁の縫合 ……………………… p.75
4. 吻合部前壁の運針 ……………………… p.76
5. 吻合部前壁の縫合 ……………………… p.76

胆管切除を伴う右肝尾状葉切除での胆管空腸吻合

1. 胆管の切離 ……………………………… p.77
2. 再建の準備 ……………………………… p.77
3. 挙上空腸側の吻合孔の作成 …………… p.78

4. 吻合部後壁の運針 ……………………… p.78
5. 吻合部後壁の縫合 ……………………… p.79
6. 吻合部前壁の運針と縫合 ……………… p.79

胆管切除を伴う左肝尾状葉切除での胆管空腸吻合

1. 胆管の切離 ……………………………… p.80
2. 再建の準備 ……………………………… p.80
3. 挙上空腸側の吻合孔の作成,
   吻合部後壁の運針 ……………………… p.81
4. 吻合部後壁の縫合 ……………………… p.82
5. 吻合部前壁の運針と縫合 ……………… p.82
6. 別孔の吻合 ……………………………… p.83

手術手技

肝門部胆管を切除する膵頭十二指腸切除術での胆管空腸吻合

胆管の切離
- 肝側胆管の切離時にブルドック鉗子による把持を試み,術野への胆汁散布を極力防ぐ.また,病変の切離のために,胆管の切離線が肝門部に及び,鉗子で胆管を把持できない場合は,なるべく胆管の切離を切除の最後あるいは終盤に行い,胆汁散布を極力防ぐ.
- 切離時には,吸引を適切に使用して術野への胆汁散布を極力防ぐ.
- 胆道癌では,胆管断端の術中迅速病理診断を行う.

再建の順序
- 膵頭十二指腸切除術(PD)症例では,肝円索による胃十二指腸動脈(GDA)／右胃動脈(RGA)断端の被覆,膵腸吻合を行った後に胆管空腸吻合を行うことが多い.
- しかし,肝門部胆管切除を行った場合で,複数本の胆管再建を要し,肝側胆管壁の頸が短い,あるいは視野が深いなどによって膵腸吻合よりも胆管空腸吻合の難易度が高いと判断される場合は,胆管空腸吻合を先に行うこともある.

1 再建の準備

- 胆管を把持していたブルドック鉗子を外す．流出する胆汁がなるべく術野に漏れないよう吸引しながら，再建を要する胆管の本数，口径，壁の厚みを確認する．各々の胆管口が肝臓のどの領域をドレナージしているか外科ゾンデを用いて確認し，胆管の見落としがないようにする．
- 肝門部胆管切除の場合，門脈の左右分岐部の頭側に，逆L字型に複数個の胆管口を認めることが多い．複数の胆管口が離れている場合を除き，連なっている場合には，複数の胆管口を挙上空腸に作成した1つの孔と吻合している．
- 5-0モノフィラメント吸収糸を用いて肝側胆管の両端に支持糸をかけ（外→内），モスキート鉗子で把持しておく．胆管壁が薄い場合には胆管周囲の結合織も含めて運針するようにしている 図2．

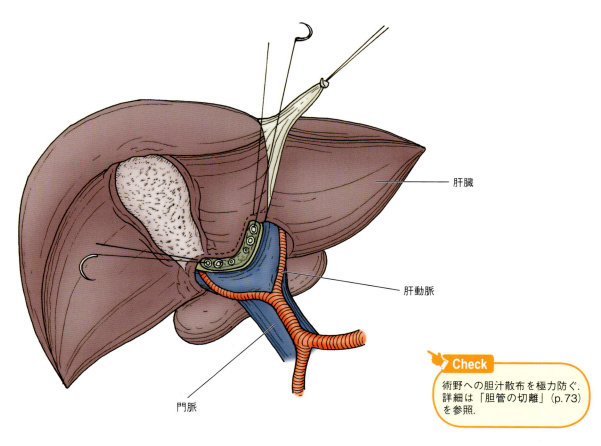

図2 再建の準備

Check
術野への胆汁散布を極力防ぐ．
詳細は「胆管の切離」（p.73）を参照．

2 挙上空腸側の吻合孔の作成，吻合部後壁の運針

- 胆管空腸吻合終了時に，吻合部にテンションがかからないように挙上空腸の胆管空腸吻合部を決定し，漿膜を電気メスにて切開し小孔を作成する．
- 再建予定の連なる複数の胆管の径と同じ大きさの孔を作成する．

- 胆管左壁の支持糸を用いて，作成した挙上空腸の孔の左側にて内→外にかけ，吻合部左端の支持糸とする．続いて左側から，5-0モノフィラメント吸収糸を用いて，ピッチ2〜3mm，厚み3〜5mm程度に順に，内→外→外→内に縫合糸をかけていく．胆管壁が薄い場合は，胆管周囲の結合織を含めて運針を行うことが大切である 図3．
- 運針後はモスキート鉗子で把持し，糸が絡まないようにガーゼを使用する．
- 胆管壁の厚みに応じて運針のピッチと厚みを微調整する．特に薄い胆管壁では，胆管壁が裂けないように，ピッチや幅が狭くなりすぎないよう配慮することが大切である．

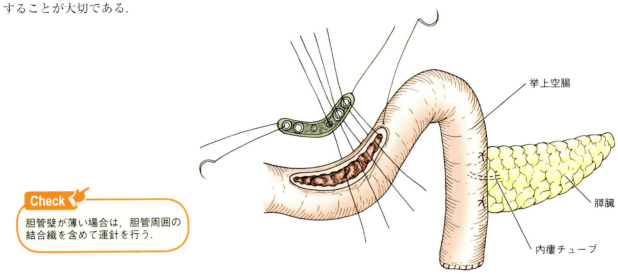

Check 胆管壁が薄い場合は，胆管周囲の結合織を含めて運針を行う．

図3 吻合部後壁の運針

3 吻合部後壁の縫合

- 胆管空腸吻合部後壁の運針後に，結紮部の胆管壁と挙上空腸壁が適度に合わさり，かつ視認できるようスパーテルを用いて肝臓と挙上空腸をそれぞれ圧排する 図4．縫合部にテンションがかからないよう，かつ直視下に観察できるよう調整することが大切である．前壁の糸の1針目の運針がしやすいように両端の糸を結紮しないでおいている．
- 胆管壁が薄い場合には，結紮時にテンションが働くと胆管壁が裂けてしまう可能性が高まるため，結紮部に余計なテンションがかからないように，挙上空腸の位置の調整と，結紮による過度の牽引を行わないことが重要である．

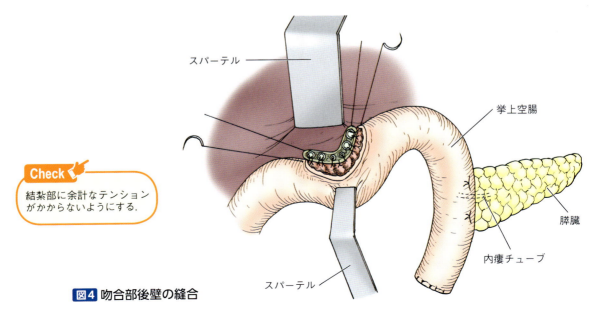

Check 結紮部に余計なテンションがかからないようにする．

図4 吻合部後壁の縫合

胆管空腸吻合

4 吻合部前壁の運針

- 後壁と同様に，吻合部の左側からピッチ 2〜3 mm，厚み 3〜5 mm 程度に，外→内→内→外の順で運針する 図5 ．
- この際，吻合部の右端は見えづらいので，先に 2〜3 針行っている．

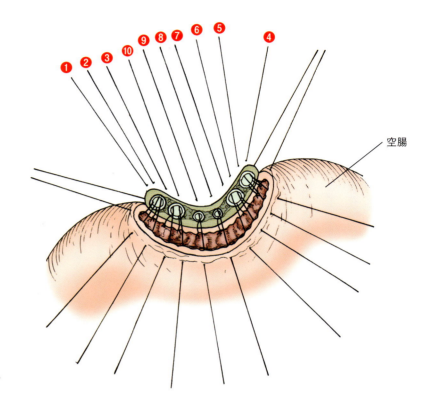

図5 吻合部前壁の運針

5 吻合部前壁の縫合

- 前壁の運針が終了した後，吻合部右壁から結紮していく 図6 ．
- この際も，結紮部に余計なテンションがかからないように，挙上空腸の位置の調整と，結紮による過度の牽引が生じないよう行うことが重要である．

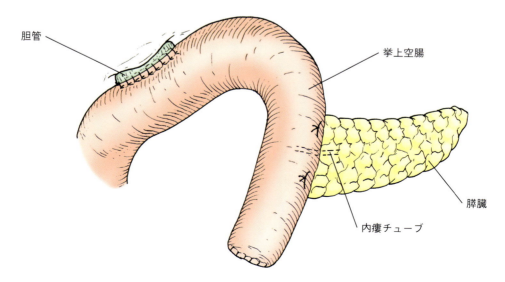

図6 吻合部前壁の縫合

胆管切除を伴う右肝尾状葉切除での胆管空腸吻合

1 胆管の切離

- 肝側胆管の胆汁の散布を最低限にするため，なるべく胆管の切離を切除の最後あるいは終盤に行い，胆汁散布を極力防ぐ．肝側胆管の切離時にはブルドック鉗子による把持を試みる．
- 胆道癌では，胆管断端の術中迅速病理診断を行う．

2 再建の準備

- 胆管切除を伴う右肝尾状葉切除の場合，門脈左枝の右側に並んで腹側からB4枝，B2＋3枝が現れることが多い．胆管の見落としには注意が必要である．
- 胆管空腸吻合後に，門脈が不自然に屈曲しないように配慮することが重要で，挙上空腸の腸間膜が門脈を圧排しないような位置どり，かつ吻合部にテンションがかからないようにプランニングする 図7．

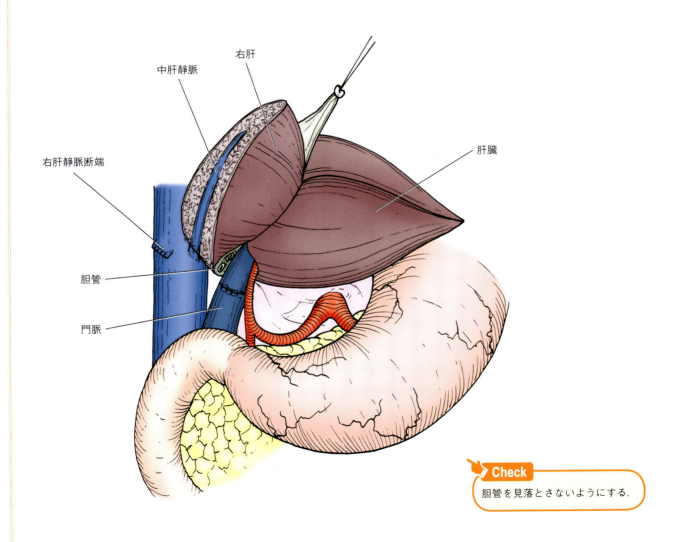

図7 再建の準備

> **Check**
> 胆管を見落とさないようにする．

3 挙上空腸側の吻合孔の作成

- 術者から見て吻合を行いやすいように，かつ胆管空腸吻合後に挙上空腸が門脈を圧排しないようプランニングし，両端（この場合，B4頭側とB2＋3背側）に5-0モノフィラメント吸収糸を支持糸としてかけ（外→内），モスキート鉗子で把持しておく 図8 ．胆管壁が薄い場合には胆管周囲の結合織も含めて運針する．
- テンションがかからないように挙上空腸の胆管空腸吻合部を決定し，再建する胆管口と同程度の大きさの小孔を作成する．挙上空腸の漿膜／粘膜を剥離鉗子と電気メスにて切離し，胆管と同じ大きさの小孔を作成する．
- 胆管への経挙上空腸的外瘻やfeedingチューブを挿入する場合には，再建前に固定しない状態で挿入しておく．

> **Check**
> 胆管壁が薄い場合には胆管周囲の結合織も含めて運針する．

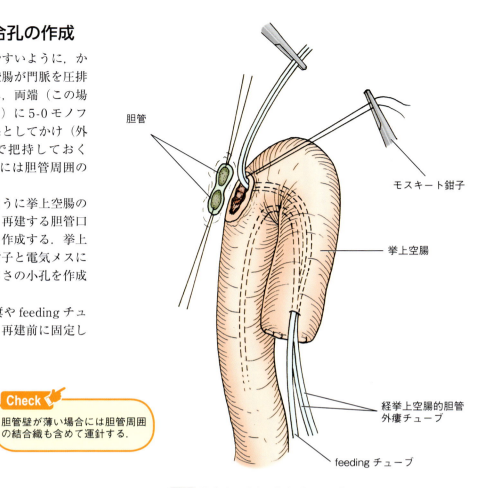

図8 挙上空腸側の吻合孔の作成

4 吻合部後壁の運針

- 最初に再建する胆管にかけておいた支持糸を用いて，作成した挙上空腸の小孔に内→外にかけ，吻合部左頭側端の支持糸とする 図9 ．同じく，5-0モノフィラメント吸収糸を用いて，胆管空腸吻合部左頭側からピッチ2mm，厚み2〜3mm程度で，順に内→外→外→内に縫合糸をかけていく．胆管壁の運針は胆管周囲の結合織を含めて行う．
- 運針後はモスキート鉗子で把持し，ガーゼで絡まないようにしておく．
- 胆管壁の厚みに応じて運針のピッチと厚みを調整する．特に薄い胆管壁では，胆管壁が裂けないようピッチが細かくなりすぎないよう配慮する．

> **Check**
> 薄い胆管壁ではピッチが細かくなりすぎないよう配慮する．

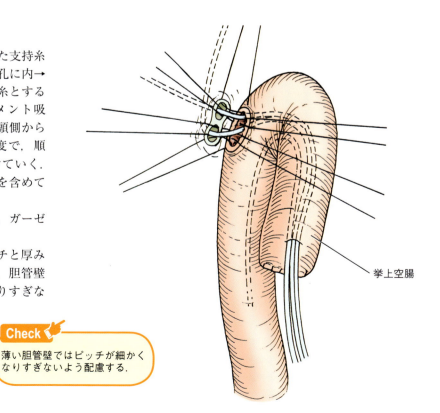

図9 吻合部後壁の運針

5 吻合部後壁の縫合

- 胆管空腸吻合部後壁の糸がすべて運針された後に，結紮部の胆管壁と挙上空腸壁が合わさるようスパーテルにて挙上空腸を圧排し，縫合部に過度のテンションがかからないようにしながら結紮する．前壁の糸の1針目の運針がしやすいように両端の糸はこの時結紮しないでおいている．
- 胆管壁が薄い場合には，結紮時にテンションが働くと胆管壁が裂けてしまう可能性があるため，余計なテンションがかからないように挙上空腸の位置の調整と結紮を行う．

6 吻合部前壁の運針と縫合

- 吻合部の左頭側からピッチ2mm，厚み2～3mm程度に，外→内→内→外の順で運針する 図10．
- 吻合部の右背側端周囲は見えづらいので，先に2～3針行っている．
- 前壁の運針が終了した後，吻合部右背側から結紮する 図11．スパーテルをうまく使用し，結紮部にテンションがかからないように直視しながら結紮する．

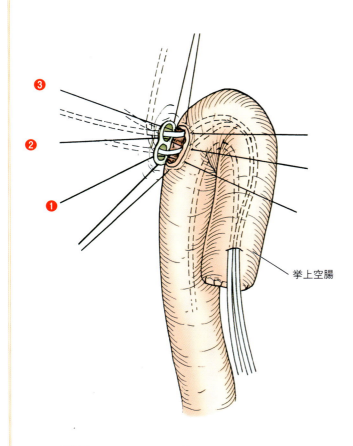

図10 吻合部前壁の運針

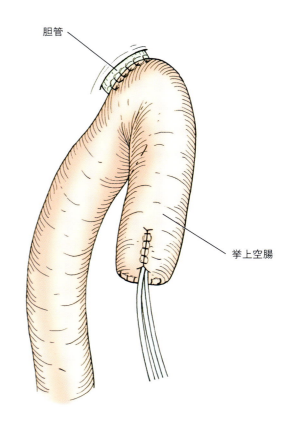

図11 吻合部前壁の縫合

胆管切除を伴う左肝尾状葉切除での胆管空腸吻合

1 胆管の切離

- 肝側胆管の胆汁の散布を最低限にできるよう配慮し，胆管の切離を切除の最後あるいは終盤に行う．切離時や切離後も吸引を使用して，胆汁の術野への散布を極力防ぐ．可能であれば，肝側胆管の切離時にブルドック鉗子による把持を行う．
- 胆道癌では，胆管断端の術中迅速病理診断を行う．

2 再建の準備

- 図12 は，胆管切除を伴う左肝尾状葉切除後で，門脈右枝の頭背側に後区域胆管枝 図12（矢印），頭腹側や前後分岐部にそれぞれ前区域胆管枝 図12（矢頭）を認める症例である．門脈右枝の頭背側の後区域胆管枝は術者から見て最も深い部位に位置し，再建時の術野が深い．時に，門脈に隠れる，接線方向になる，などによって視認や操作の難しい場合があることを認識する．複数本の胆管枝が出現する高さで切離した場合，胆管の見落としにも注意が必要である．
- 右枝～前区域門脈枝頭側の後区域胆管枝や前区域胆管枝は，胆管口が連なっている場合には，複数の胆管口をまとめて挙上空腸に作成した一孔と吻合している．門脈分岐部腹側にこれらの胆管口と離れて別の胆管口を認める場合には，挙上空腸に別の小孔を作成し再建を行っている．
- 複数箇所の再建が必要な場合には，まず術者から見て最深部の胆管群の両端に5-0モノフィラメント吸収糸を支持糸としてかけ（外→内），モスキート鉗子で把持しておく．胆管壁が薄い場合には，胆管周囲の結合織も含めて運針する．

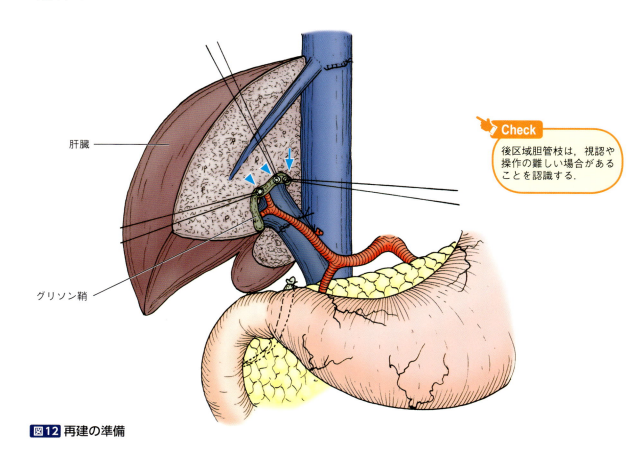

> **Check**
> 後区域胆管枝は，視認や操作の難しい場合があることを認識する．

図12 再建の準備

3 挙上空腸側の吻合孔の作成，吻合部後壁の運針

- テンションがかからないように挙上空腸側の吻合部を決定し，再建する胆管口と同程度の大きさの小孔を作成する．挙上空腸の漿膜／粘膜を剥離鉗子と電気メスにて切離し，胆管と同じ大きさの小孔を作成する．胆管の経挙上空腸的外瘻や feeding チューブを挿入する場合には，再建前に固定しないで留置しておく．
- 最初に再建する胆管にかけておいた支持糸を用いて，作成した挙上空腸の小孔の左側にて内→外にかけ，吻合部左端の支持糸とする 図13．同じく，5-0 モノフィラメント吸収糸を用いて，胆管空腸吻合部左側からピッチ 2mm，厚み 2〜3mm 程度で，内→外→外→内の順で縫合糸をかけていく．胆管壁の運針は胆管周囲の結合織を含めて行うことが大切である．
- 運針後はモスキート鉗子で把持し，ガーゼで絡まないようにしておく．
- 胆管壁の厚みに応じて運針のピッチと厚みを調整する．特に薄い胆管壁では，胆管壁が裂けないようピッチが細かくなりすぎないよう配慮する．

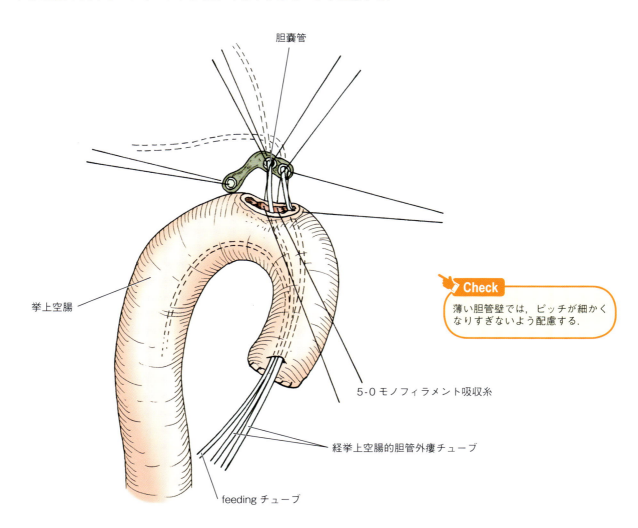

> **Check**
> 薄い胆管壁では，ピッチが細かくなりすぎないよう配慮する．

図13 吻合部後壁の運針

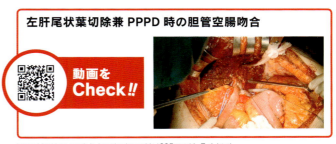

左肝尾状葉切除兼 PPPD 時の胆管空腸吻合

動画を Check!!

https://gakken-mesh.jp/app/webroot/ds/005gap/1-7-1.html

4 ″吻合部後壁の縫合

- 胆管空腸吻合部後壁の糸がすべて運針された後に，結紮部の胆管壁と挙上空腸壁が合わさるようスパーテルにて挙上空腸を圧排し，縫合部にテンションがかからないようにしながら結紮する 図14．前壁の糸の1針目の運針がしやすいように両端の糸はこの時結紮しないようにしている．
- 胆管壁が薄い場合には，結紮時にテンションがかかると胆管壁が裂けてしまう可能性があるため，結紮部に余計なテンションがかからないように，挙上空腸の位置の調整と縫合を行う．

> **Check**
> 結紮時に，余計なテンションがかからないようにする．

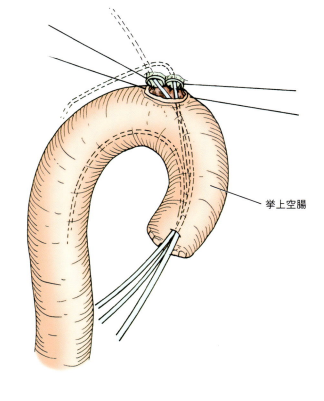

図14 吻合部後壁の縫合

5 ″吻合部前壁の運針と縫合

- 後壁と同様に，吻合部の左側からピッチ2mm，厚み2〜3mm程度に，外→内→内→外の順に運針する 図15．吻合部の右端周囲は見えづらいので，先に2〜3針行っている．
- 前壁の運針が終了した後，吻合部右壁から結紮する．スパーテルをうまく使用し，結紮部にテンションがかからないように直視しながら結紮する．

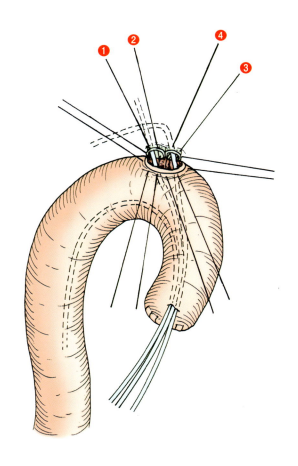

図15 吻合部前壁の運針と縫合

6 別孔の吻合

- 最深部の胆管空腸吻合が終了した後，別孔の吻合を行う 図16 ， 図17 ．腹側の別孔の胆管は最深部の胆管よりも視認しやすい．
- 別孔の胆管の両端に支持糸をかけ，テンションがかからない部位の挙上空腸に小孔を作成し，後壁から前壁の順に縫合する．
- 視認しやすくかつ難しくない胆管空腸吻合では，ロストステント留置または no stent で行っている．

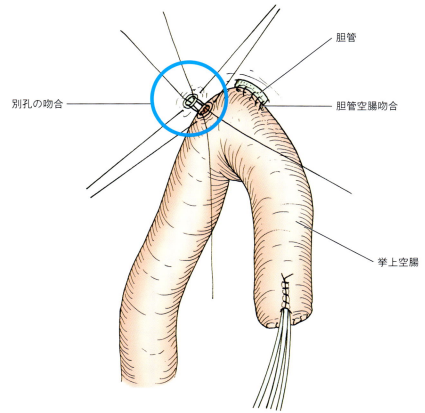

図16 別孔の吻合①

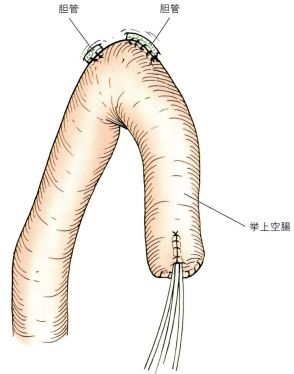

図17 別孔の吻合②

胆管空腸吻合

手技のポイント

胆管が細い場合，ドレナージチューブを入れるべきか，入れないべきか？

　明確なエビデンスは存在しないため，術者の技量と経験値によると思われる．筆者らの場合，通常の膵頭十二指腸切除術（PD）では縫合不全発生率は軽微であるため原則留置しない．しかしPD例でも，患者因子に創傷治癒を遅延させるような因子がある場合（ステロイドや免疫抑制剤の長期使用の場合など）や胆管径が細径の場合（3 mm程度）などでは，周術期の胆管炎を避けるために経挙上空腸的な不完全外瘻を留置することもある．

　肝門部胆管癌手術では，複数本の胆管再建が必要になることが多く，大量肝切除後の術後の感染は，致死的合併症につながることが多いことや，ある一定の割合で術後胆汁漏が発生していることから，再建時に視認しづらい胆管を中心に不完全外瘻を留置している．

　しかし，逆に高齢者でせん妄が生じそうな患者では，外瘻が自己抜去のリスクになることも考慮し適応を決定する必要がある．

複数本の胆管枝が認められる高さで切離した場合，胆管の見落としに注意が必要である．

術後チェックポイント

 ドレーンの性状，排液量に注意し，感染が疑われる場合には，培養検査による起炎菌の同定と感受性検査，画像診断を行ったうえでの適切なドレナージを行う．

起こりやすい合併症

1 胆汁漏，胆管空腸吻合部縫合不全

　術後は肝断端や吻合部周囲に留置したドレーンの性状，排液量に注意する．胆汁漏や胆管空腸吻合の縫合不全がなければ，ドレーンは可及的速やかに抜去する．

　胆汁漏や胆管空腸吻合部の縫合不全が疑われる場合，CT検査で膿瘍腔を確認したうえで，ドレーンの位置調整を行う．感染が疑われる場合には定期的に培養を行い，菌の同定と感受性検査も行っておく．

文　献

1）海道利実，上本伸二．胆管空腸吻合．肝胆膵癌手術上達法；肝胆．手術 2011; 65: 173-7.
2）岡村大樹，清水宏明，大塚将之，ほか．胆道外科における消化管吻合のコツ－胆管空腸吻合．臨床外科 2015; 70: 1240-4.
3）高橋　祐，井上陽介，石沢武彰，ほか．胆道再建 胆管空腸吻合．外科 2016; 78: 1417-23.
4）樋口亮太，谷澤武久，植村修一郎，ほか．手術手技 胆管空腸吻合．臨床外科 2018; 73: 326-30.

1章　胆道

十二指腸乳頭形成術
(Transduodenal Sphincteroplasty)

▶▶ 進藤幸治，大塚隆生，中村雅史（九州大学大学院臨床・腫瘍外科）

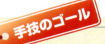

- 形成後の形が鍵穴形，または水滴形となる．➡ 4
- 膵管損傷を絶対に起こさない．➡ 4
- 膵管ステントや十二指腸減圧ドレナージを含め，確実なドレナージができる．➡ 5, 6

≫ 手技の適応・目的

- 乳頭形成術は，膵炎治療のための共通管開放手術として開発された術式である[1]．
- 手技の目的は，乳頭括約筋の収縮機構の完全廃絶と，急性膵炎および胆管結石の再発予防であるが，乳頭付近の腫瘍を切除した際の胆道ドレナージルートの確保としても有用である[2,3]．
- 総胆管結石に対する治療としては，内視鏡的乳頭括約筋切開術・切石術が標準治療となっているが，手術治療として行う総胆管切開切石術も必要な術式として身につけておくべきである．ただし，経十二指腸乳頭形成術の長期合併症として胆管炎，肝膿瘍，胆道癌の報告があり，適応をよく考慮して付加すべきである[4,5]．
- 現在では施行することが極めて少なくなった術式であるが，胆・膵系の手術に際して知っておくと術後合併症回避のため非常に有効な一手となることがある．
- 特に，乳頭狭窄，乳頭近傍の良性腫瘍局所切除時の狭窄予防，乳頭部嵌頓結石，傍乳頭憩室を認める総胆管結石症などがよい適応である[2]．
- 逆に，下部胆管狭窄が広範囲に及び乳頭切開では完全開放できない場合や，より上流胆管の狭窄が存在する場合は胆道感染のリスクが上がるため禁忌となる．

≫ 手術時の注意点

- 乳頭機能を完全に廃絶するため，胆汁と膵液を含む消化液の胆管内逆流による胆道癌発生などの長期合併症の可能性についても考慮し，適応は慎重に検討すべきである．
- 総胆管結石症に対する治療の場合，内視鏡的治療を行えるかどうかをまず検討する．
- 十二指腸の減圧に留意する．
- 膵管の損傷を絶対に避ける．

≫ 術前準備・チェック

- 腹部超音波検査：総胆管の拡張や結石の有無を検索する．腫瘍性病変の場合，転移検索も行う．
- ERCP（内視鏡的逆行性胆管膵管造影：endoscopic retrograde cholangiopancreatograpy）：乳頭の直接観察，および総胆管結石であればより低侵襲な EST（内視鏡的乳頭切開術：endoscopic sphincterotomy）で対応可能かどうかの判断を行う．乳頭近傍腫瘍の場合，直視鏡である通常の胃カメラより，後方斜視である ERCP カメラの方が観察に有用である．

- MRCP（磁気共鳴胆道膵管撮影；magnetic resonance cholangiopancreatography）：結石の情報のみならず，総胆管および肝内胆管の狭窄・拡張に至るまで隈なく検索する．
- 腹部CT：腫瘍性病変の場合，血流の有無や周囲浸潤，転移検索などを行い，診断の一助とする．
- 低緊張性十二指腸造影：乳頭近傍腫瘍である場合，切除へのアプローチ方法や切除範囲，また乳頭を巻き込んでいる可能性について詳細な検討が必要である．
- 血液検査：凝固能を含めた術前一般検査を行う．
- 全身状態チェック：肺機能検査や心機能検査などの耐術検査を行う．

手術手順

1. 開腹 …… p.86
2. 十二指腸切開 …… p.87
3. 乳頭把持 …… p.87
4. (point) 乳頭切開と縫合固定 …… p.88
5. 膵管の確保 …… p.89
6. (point) 十二指腸減圧チューブの留置 …… p.90
7. 十二指腸の閉鎖 …… p.91
8. 閉腹 …… p.91

胆嚢摘出＋Cチューブ

1'. 開腹〜乳頭把持 …… p.92
2'. Cチューブ挿入 …… p.92
3'. 乳頭切開（胆管ガイド）と縫合固定 …… p.93
4'. Cチューブ留置と胆嚢摘出 …… p.93
5'. 膵管の確保〜閉腹 …… p.94

手術手技

1 開腹

- 心窩部から臍上部までの正中切開 **図1A**，もしくは上腹部傍腹直筋切開 **図1B** など，十二指腸へアプローチしやすい開腹手技を選ぶ．

> **Check**
> Kocher授動術を行えば，正中切開で実施可能である．

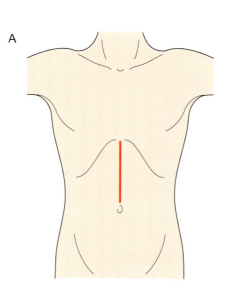 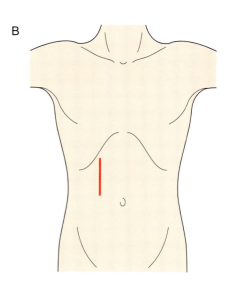

図1 開腹
A：正中切開．
B：上腹部傍腹直筋切開．

2 十二指腸切開

- 十二指腸を授動し，外側壁に約2cmの切開を置いて乳頭を露出する 図2．
- 縦切開の場合（長軸方向），縫合は横軸方向で，斜切開の場合はそのままの方向で縫合閉鎖する．

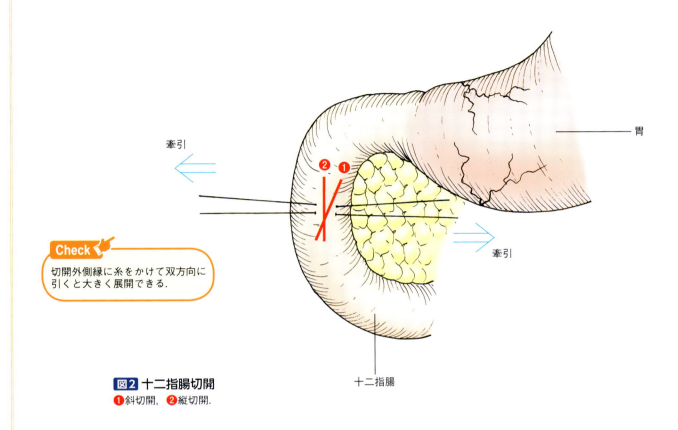

Check
切開外側縁に糸をかけて双方向に引くと大きく展開できる．

図2 十二指腸切開
❶斜切開，❷縦切開．

3 乳頭把持

- 乳頭開口部を確認し，左右の粘膜を2本のアリス鉗子で把持して引き出す 図3．

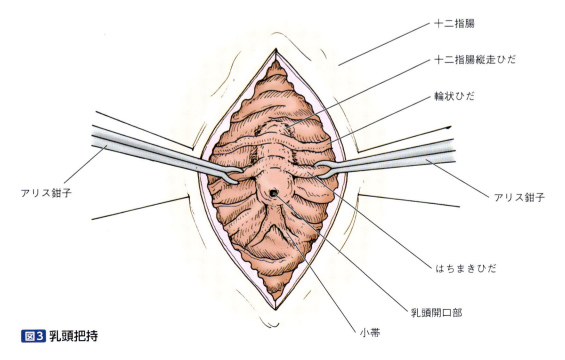

図3 乳頭把持

十二指腸乳頭形成術

point
4 乳頭切開と縫合固定

- 下部胆管の方向を確認し，乳頭を粘膜解離点に向けて開口部から切開を行いつつ 図4A，5-0 モノフィラメント吸収糸で，胆管壁と十二指腸粘膜および粘膜下層とを順次全周性に縫合していく 図4B．
- 切開の目安は，吻合口の大きさが下部胆管開口径よりやや大きくなるまでである．
- 総胆管結石の場合，吻合口を介して確実に砕石，除去を行う．胆道鏡や胆道洗浄などを行って結石のないことを確認するとより良い．遺残小結石や胆泥は，吻合口を十分広く作成すれば自然流出する．

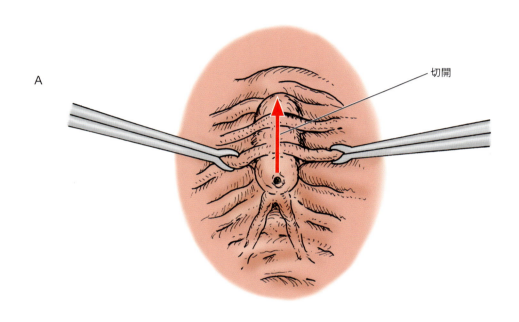

A

切開

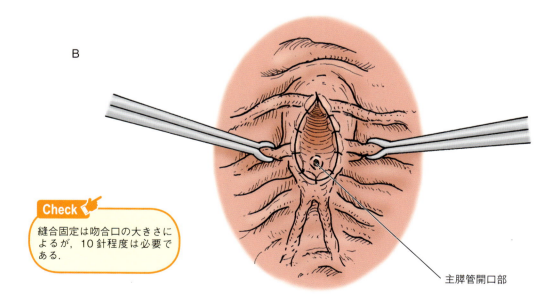

B

Check
縫合固定は吻合口の大きさによるが，10針程度は必要である．

主膵管開口部

図4 乳頭切開と縫合固定
A：乳頭切開．
B：全周性に縫合し固定．

手技のポイント

適切な幅で確実に針をかけるため，胆管側から十二指腸に向けて縫合することを基本とする 図5．

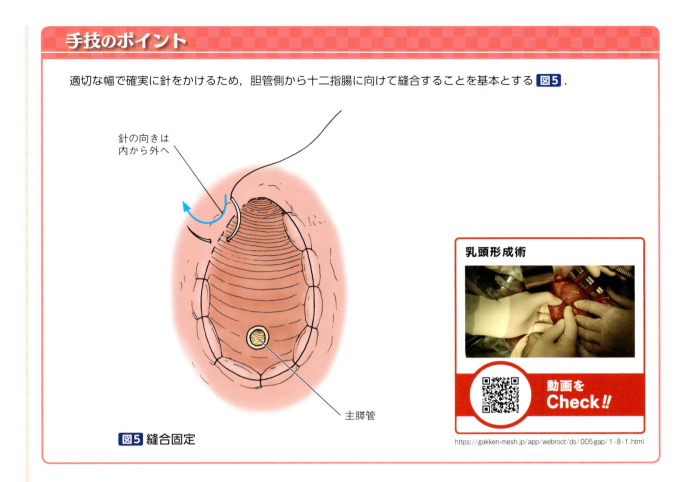

図5 縫合固定

5 膵管の確保

- 膵管を確認し，膵管チューブを挿入して膵管の縫い込みなどの損傷を避ける 図6．膵管チューブは，2cm ほど挿入して 5-0 モノフィラメントや生体内抗張力期間の短い吸収糸などで乳頭に固定し，ロストステントとして留置する．
- 膵管チューブを内外瘻として留置する場合，胃体部前壁より胃内に挿入し，十二指腸まで誘導する．
- 上記同様に膵管内に留置し，乳頭に吸収糸で固定する．

Check 膵管の太さにより，最適な大きさのチューブを選択する．

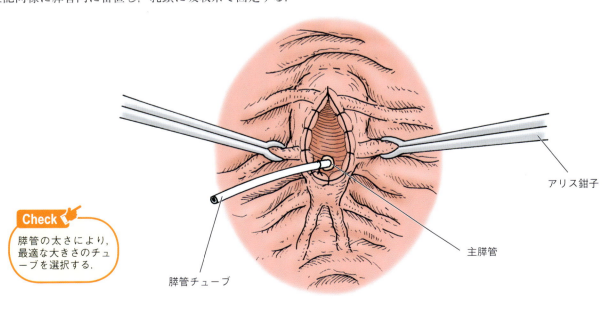

図6 膵管の確保

十二指腸乳頭形成術

point
6 十二指腸減圧チューブの留置

- 十二指腸内の減圧は術後縫合不全予防のキーポイントである．側孔を増やした胃管を経鼻的に，もしくは胃体部前壁から挿入し，側孔を考慮して十二指腸第Ⅱ部のドレナージが最も効く位置に留置する．
- また，胃挿入部は二重に purse-string suture をかけて胃内容液の漏出を予防したうえで，Witzel 法または Stamm 法で瘻孔形成して腹壁裏に固定する．当科では，十二指腸減圧は間欠的に吸引している（10 秒吸引，50 秒休止を繰り返す）．

> **Check**
> 抜去後の腹膜炎を確実に予防するため，挿入孔の四方を腹壁に固定する．

手技のポイント

十二指腸を閉鎖する前にサンプチューブを挿入し，十二指腸切開部から可視下で用指的に，または鑷子を用いて確実に誘導する 図7，図8．

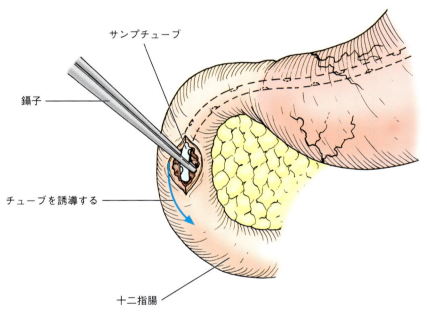

図7 十二指腸減圧チューブの誘導

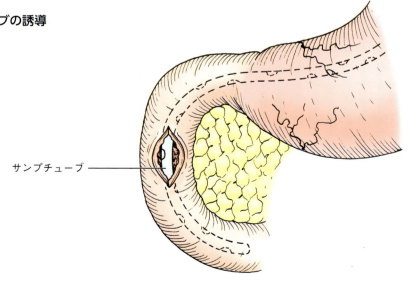

図8 十二指腸減圧チューブの留置

7 十二指腸の閉鎖

- 十二指腸切開部を 4-0 モノフィラメント吸収糸で縫合閉鎖する 図9．
- 全層結節縫合後，漿膜筋層も結節縫合し，二層で閉鎖する．

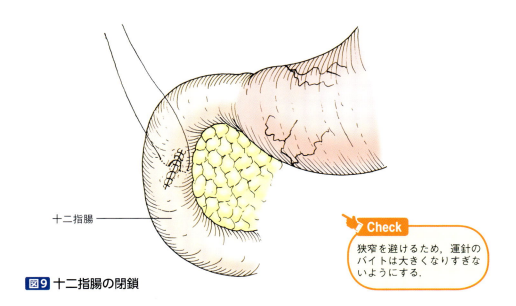

Check
狭窄を避けるため，運針のバイトは大きくなりすぎないようにする．

図9 十二指腸の閉鎖

8 閉腹

- 腹腔内を生理食塩水で十分に洗浄し，閉腹する．
- ドレーンは縫合不全に備え，膵頭部前面と後面を挟むように留置するとより安全である 図10, 図11．

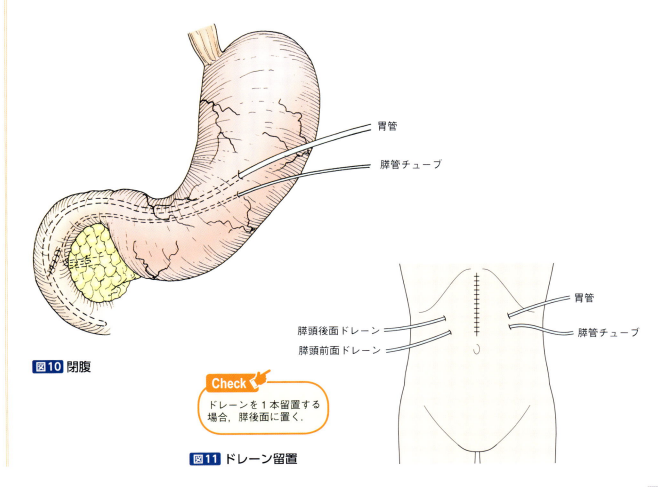

図10 閉腹

Check
ドレーンを1本留置する場合，膵後面に置く．

図11 ドレーン留置

十二指腸乳頭形成術

> 胆嚢摘出＋Cチューブ

- より確実な乳頭形成術として，胆嚢摘出＋Cチューブを利用する方法もある．

1' 開腹〜乳頭把持

- 1〜3と同様である（p.86〜p.87参照）．

2' Cチューブ挿入

- 胆嚢管を露出して小切開を置き，Cチューブを挿入する 図12．胆嚢摘出は手技の最後（閉腹前）に行う．

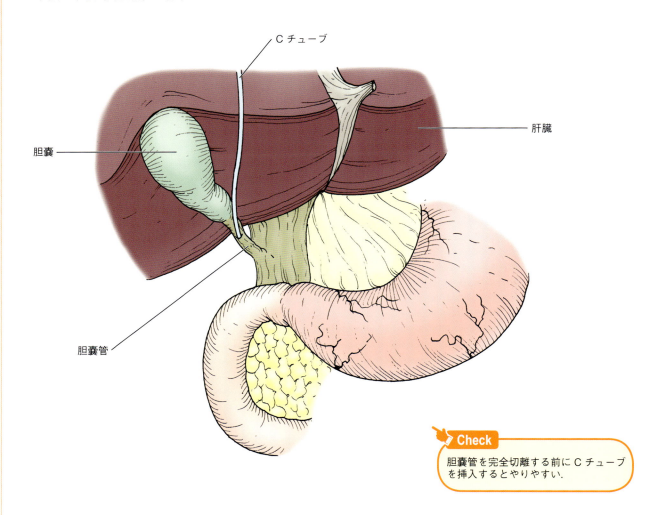

> Check
> 胆嚢管を完全切離する前にCチューブを挿入するとやりやすい．

図12 Cチューブ挿入

3 乳頭切開（胆管ガイド）と縫合固定

- Cチューブを乳頭へ送り，乳頭から十二指腸内へ引き出す．
- Cチューブは確実に胆管内にあるため，これを胆管のガイドとして利用することで確実な乳頭胆管開口部の切開が可能となる 図13．

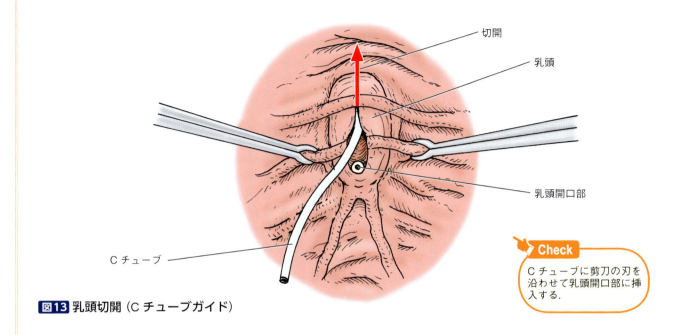

図13 乳頭切開（Cチューブガイド）

> **Check**
> Cチューブに剪刀の刃を沿わせて乳頭開口部に挿入する．

4 Cチューブ留置と胆嚢摘出

- 乳頭形成後にCチューブ先端を総胆管内にくるように調節して，胆嚢管で固定する 図14．その後，胆嚢を摘出してCチューブを体外に誘導する．
- 十二指腸減圧用の胃管も必ず留置する．

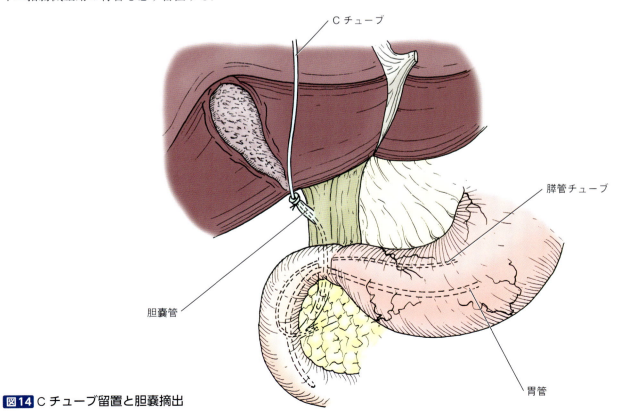

図14 Cチューブ留置と胆嚢摘出

十二指腸乳頭形成術

5´ 膵管の確保〜閉腹

● 5 〜 8 と同様である（p.89 〜 p.91 参照）.

術後チェックポイント

☑ 外瘻とした場合は，膵管および十二指腸ドレナージチューブの排液量とその性状に十分留意する.

☑ 膵管チューブの閉塞を疑った場合，軽い陰圧吸引は容認できるが，生理食塩水洗浄などを行うのは基本的に禁忌としている.

　　抜去の順番としては，術後 3 〜 5 日程度で十二指腸ドレナージチューブを抜去し，飲水から開始する.問題なければ食事を開始する. 可能であれば抜去前に造影検査で十二指腸縫合部リークの有無や狭窄の有無を確認すると良い.

　　術後出血やリークがなければ 1 週間程度で膵頭部ドレーンの抜去を行う. 膵管チューブと C チューブは，確実な瘻孔形成を待ち 3 週間以上経過した後に抜去する. そのため，抜去前に貼り込んで退院し，外来受診時に抜去することもある.

起こりやすい合併症

術後早期
1 十二指腸閉鎖部縫合不全

絶食継続，特に膵液アミラーゼの増加と活性化を避けるため脂肪を経口摂取しないように留意する.

2 急性膵炎

絶食継続. 膵管ステントの迷入や逸脱がないか，適宜，腹部単純 X 線検査などで確認する. 必要時は採血や腹部造影 CT 検査を行い，急性膵炎の治療を優先する.

術後晩期
1 胆道感染

胆管炎の治療として絶食とし，胆汁移行性の良い抗菌薬で治療を行う.

2 ドレナージチューブ抜去後腹膜炎

腹膜炎治療として絶食，抗菌薬加療で対応できるが，時に経皮ドレナージ術や開腹ドレナージ術を要することがある.

文 献

1）Jones SA, Smith LL. Transduodenal sphincteroplasty for recurrent pancreatitis: a preliminary report. Ann Surg 1952; 136 (6) : 937-47.

2）田中雅夫. 外科手術辞典　胆道の手術　乳頭形成術. 外科治療 1997; 76 (5) : 891-3.

3）佐々木睦男，吉原秀一，石戸圭之輔，ほか. 特集　総胆管結石治療の最前線—手技と周辺機器の進歩—［開腹術下アプローチ］経十二指腸乳頭形成術. 臨床外科 2001; 56 (3) : 371-6.

4）梅園　明，野本信之助，菅谷　透，ほか. 胆石症に対する十二指腸乳頭括約筋形成術の評価. 日消外会誌 1978; 11 (11) : 923-7.

5）大内田次郎, 千々岩一男. 胆道専門医講座④「胆管結石」—胆道専門医に求められるスキル（知識と手技）— 第 4 回 予後・合併症 外科の立場. 胆道 2010; 24 (5) : 762-9.

2章

膵臓

1. 膵実質切離法
   （メス・ステープラー・エネルギーデバイス）
2. 膵腫瘍核出術
3. 膵体尾部切除術
4. 脾動静脈および脾温存膵体尾部切除術
5. 膵頭十二指腸切除術
   （膵頭神経叢・SMA 神経叢切除術）
6. 膵消化管吻合（膵腸吻合・膵胃吻合）
7. 門脈切除・再建

2章 膵臓

膵実質切離法（メス・ステープラー・エネルギーデバイス）
（How to Accomplish Safe Pancreatic Transection）

▶▶ 山本智久，山木　壮，里井壯平（関西医科大学外科学講座）

手技のゴール

- 切離する膵臓の性状や厚さを考慮し，適切な膵切離を選択できる．
- 膵実質を裂かないように膵切離ができる．
- 膵切離後に出血，膵実質の損傷が認められた場合に，適切に処置ができる．

》手技の適応・目的

- 膵切離は，膵切除術（膵頭十二指腸切除，膵体尾部切除，膵中央切除など）を行う際に必要な手技である．
- 膵切離面からの出血や膵液瘻発生に注意が必要であり，膵切離断端の血管および膵管が十分に閉鎖され，周囲の膵実質の損傷を少なくすることが重要である．

》手術時の注意点

- 膵液瘻に影響を与える要因として，膵臓の硬さや膵臓の厚さ，膵管径，膵切離の方法などが挙げられ，適切な膵切離法を選択しなければならない．
- 膵切離後に出血を認めた際に止血を行う場合は，膵実質の挫滅や裂傷を避けなければならない．

》術前準備・チェック

- MDCT（マルチスライス CT；multi-detector row CT）を撮影し，膵切離予定部位の設定および同部位での主膵管の位置・膵臓の厚さの確認を行う．
- 疾患および既往症により膵切離予定部の膵硬度を推定する．

- 本稿では，「手術手順」「手術手技」に関しては，「膵頭側切除の膵切離（メス）」「膵頭側切除の膵切離（超音波凝固切開装置）」「膵尾側切除の膵切離（メス）」「膵尾側切除の膵切離（超音波凝固切開装置）」「膵尾側切除の膵切離（自動縫合器）」に分けて解説する．

膵頭側切除の膵切離（メス）

手術手順

1. 膵のトンネリング p.97
2. 主膵管の位置の確認 p.98
3. 膵上下縁の処理 p.99
4. 膵切離 p.100
5. 止血 p.101

手術手技

1 膵のトンネリング

● 門脈前面と膵実質の間を十分に剥離する 図1．

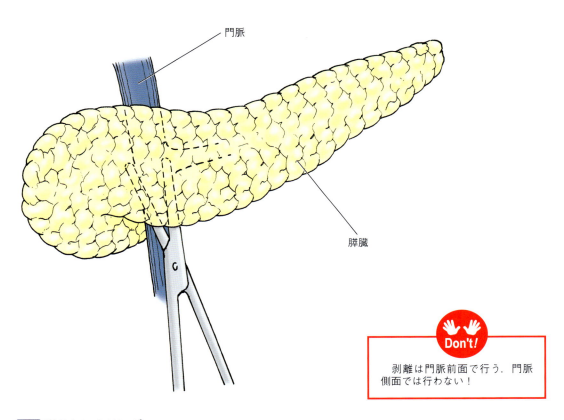

Don't!
剥離は門脈前面で行う．門脈側面では行わない！

図1 膵のトンネリング

膵実質切離法（メス・ステープラー・エネルギーデバイス）

2 主膵管の位置の確認

- 膵切離予定部を超音波検査にて検索し，主膵管の位置を確認する 図2，図3．

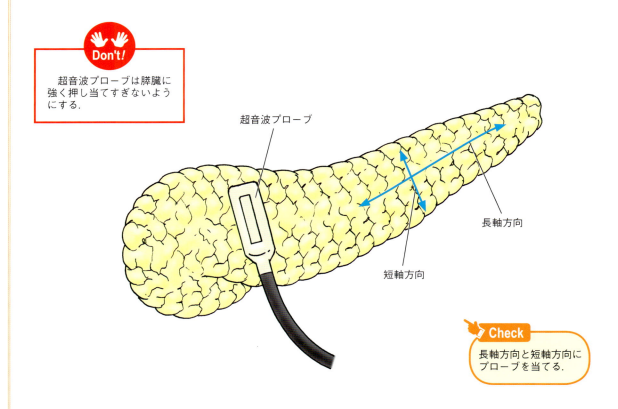

図2 主膵管の位置の確認

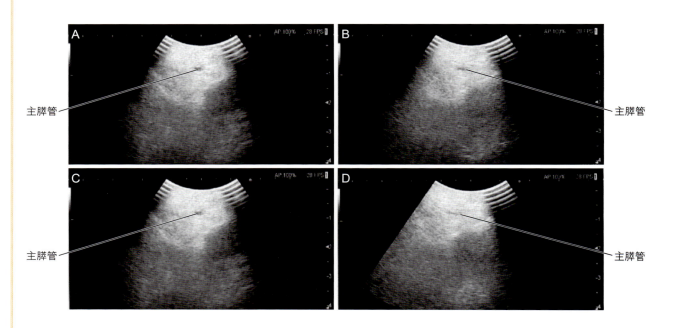

図3 術中超音波写真
A・C：短軸方向の写真．
B・D：長軸方向の写真

③ 膵上下縁の処理

- 膵頭側を血管テープで結紮する 図4．切離予定線よりやや尾側で，膵上下縁を4-0モノフィラメント非吸収糸（プロリーン®など）でマットレス縫合を行う 図5．

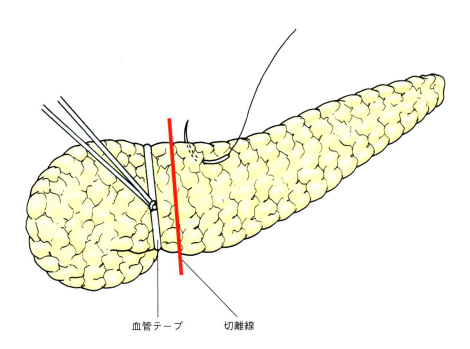

図4 膵上下縁の処理

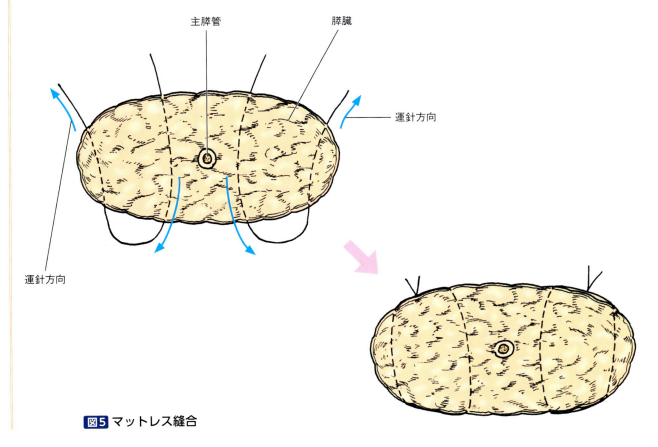

図5 マットレス縫合

膵実質切離法（メス・ステープラー・エネルギーデバイス）

手技のポイント

膵実質を結紮する場合は，膵実質が裂けないように行うことが重要である．

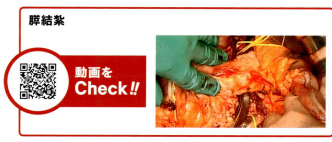

膵結紮

https://gakken-mesh.jp/app/webroot/ds/005gap/2-1-1.html

4 膵切離

- 門脈と膵実質の間にクーパー剪刀を置き，メスで膵切離を行う 図6 ．

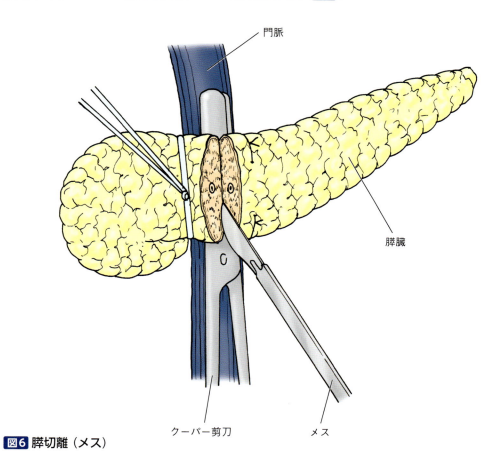

図6 膵切離（メス）

手技のポイント

膵臓を切離する際は，平面になるようにスムーズに切離する．
膵背側には門脈，脾静脈が存在するため，メスで膵切離を行う際は，膵臓とそれらの血管の間に遮蔽物（クーパー剪刀やメッツェンバウム剪刀など）を置き，血管損傷を予防すべきである．

point
5 止血

- 膵切離面からの出血は，静脈性の場合は電気メスなどにて凝固止血する．
- 出血が動脈性の場合は，5-0モノフィラメント非吸収糸を用いて，出血点を囲むように膵実質に糸をかけ，結紮止血する 図7．

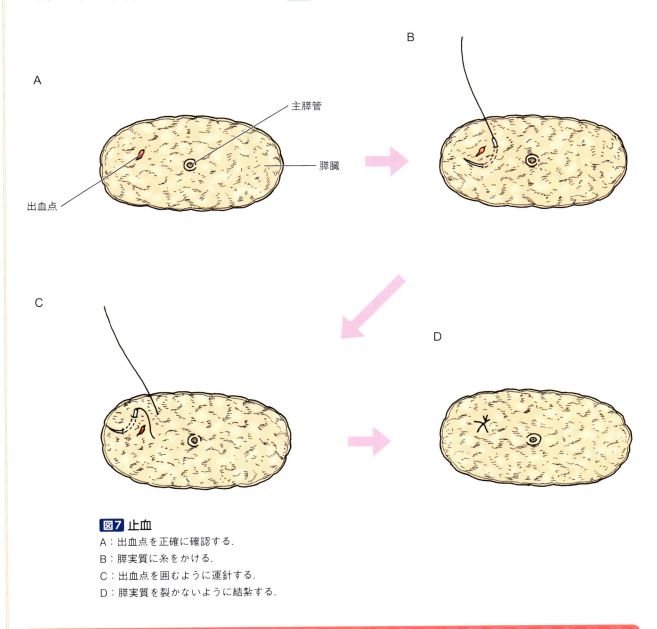

図7 止血
A：出血点を正確に確認する．
B：膵実質に糸をかける．
C：出血点を囲むように運針する．
D：膵実質を裂かないように結紮する．

手技のポイント

出血点に直接運針するのではなく，周囲を囲むように運針を行う．「Z」または「コ」の字に糸をかける．

浅く糸をかけると容易に膵実質が裂けるため，ある程度の深さ（3〜5mm程度）が必要である．

膵断端の止血

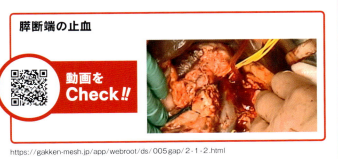

動画をCheck!!

https://gakken-mesh.jp/app/webroot/ds/005gap/2-1-2.html

膵実質切離法（メス・ステープラー・エネルギーデバイス）

膵頭側切除の膵切離（超音波凝固切開装置）

手術手順

1. 膵のトンネリング ……………………… p.102
2. 主膵管の位置の確認 …………………… p.102
3. 膵切離 …………………………………… p.102
4. 止血 ……………………………………… p.103

手術手技

1 膵のトンネリング
- 膵頭側切除の膵切離（メス）と同様である（p.97参照）．

2 主膵管の位置の確認
- 膵頭側切除の膵切離（メス）と同様である（p.98参照）．

3 膵切離
- まず，主膵管部以外の切離を行う．超音波凝固切開装置のアクティブブレードの向きを考え，膵切離を行う 図8．

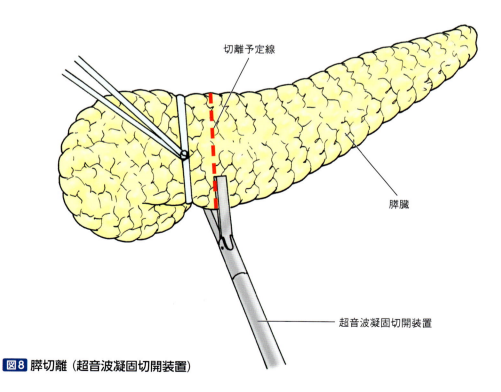

図8 膵切離（超音波凝固切開装置）

- 主膵管部はメスにて切離する 図9．メスで主膵管を切離する際は，背側にクーパー剪刀などの遮蔽物を置く 図10．

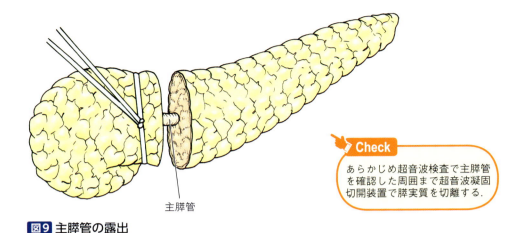

図9 主膵管の露出

Check
あらかじめ超音波検査で主膵管を確認した周囲まで超音波凝固切開装置で膵実質を切離する．

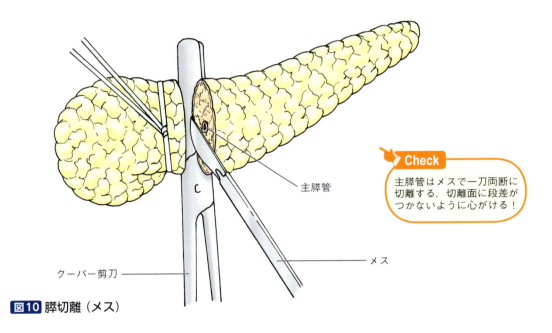

図10 膵切離（メス）

Check
主膵管はメスで一刀両断に切離する．切離面に段差がつかないように心がける！

手技のポイント

膵実質を強く挟むと容易に膵実質が裂けるため，切離を行う際は膵実質を軽く把持した状態から切離を開始する．

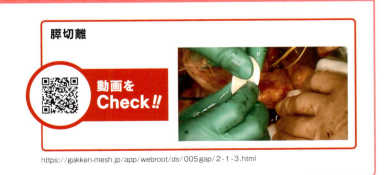

膵切離

動画をCheck!!

https://gakken-mesh.jp/app/webroot/ds/005gap/2-1-3.html

4 止血

- 膵頭側切除の膵切離（メス）と同様である（p.101参照）．

膵実質切離法（メス・ステープラー・エネルギーデバイス）

膵尾側切除の膵切離（メス）

手術手順

1. 膵のトンネリング p.104
2. 主膵管の位置の確認 p.104
3. 膵上下縁の処理 p.104
4. 膵切離 p.105
5. 止血 p.105
6. 主膵管部の縫合 p.105

手術手技

1 膵のトンネリング
- 膵頭側切除の膵切離（メス）と同様である（p.97 参照）．

2 主膵管の位置の確認
- 膵頭側切除の膵切離（メス）と同様である（p.98 参照）．

3 膵上下縁の処理
- 膵尾側を血管テープで結紮する 図11．切離予定線よりやや頭側で，膵上下縁を 4-0 モノフィラメント非吸収糸（プロリーン®など）でマットレス縫合を行う．

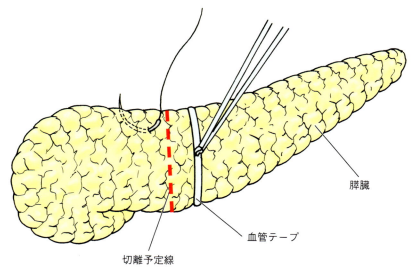

図11 膵上下縁の処理

手技のポイント

膵実質を結紮する場合は，膵実質が裂けないように行うことが重要である．

4 膵切離

- 膵頭側切除の膵切離（メス）と同様である（p.100 参照）．

5 止血

- 膵頭側切除の膵切離（メス）と同様である（p.101 参照）．

6 主膵管部の縫合

- 主膵管部は，4-0 または 5-0 モノフィラメント非吸収糸にて縫合閉鎖を行う．

手技のポイント

止血の処置と同様に，主膵管部に直接運針するのではなく，周囲を囲むように運針を行う 図12．Z 字型に糸をかける．浅く糸をかけると容易に膵実質が裂けるため，ある程度の深さ（3〜5mm 程度）が必要である．

結紮の際に膵実質が裂けた場合は，さらにその外側を囲むように再度縫合を行う．

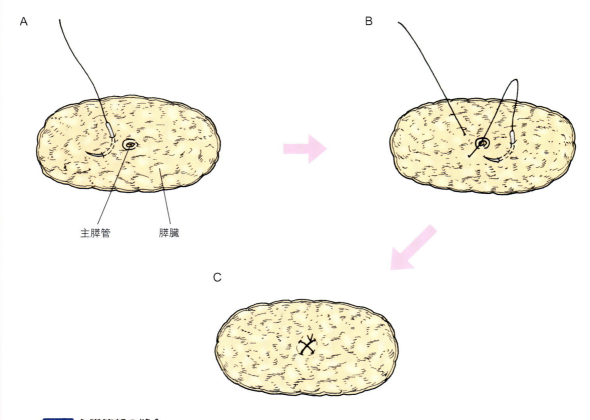

図12 主膵管部の縫合
A：主膵管の位置を正確に確認し，糸をかける．
B：主膵管を囲むように運針する．
C：膵実質を裂かないように結紮する．

膵尾側切除の膵切離（超音波凝固切開装置）

手術手順

1. 膵のトンネリング ········· p.106
2. 主膵管の位置の確認 ········· p.106
3. 膵切離 ········· p.106
4. 止血 ········· p.107
5. 主膵管部の縫合 ········· p.107

手術手技

1 膵のトンネリング
- 膵頭側切除の膵切離（メス）と同様である（p.97 参照）.

2 主膵管の位置の確認
- 膵頭側切除の膵切離（メス）と同様である（p.98 参照）.

3 膵切離
- 超音波凝固切開装置のアクティブブレードの向きを考え，主膵管部を含めて膵切離を行う 図13 .

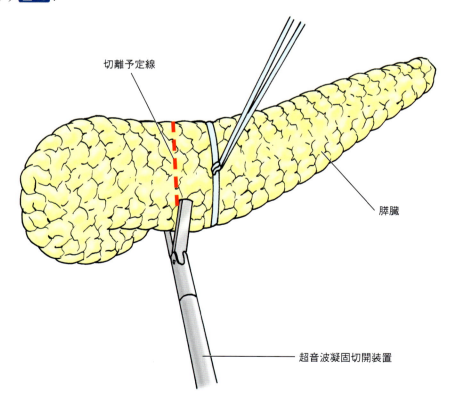

図13 膵切離（超音波凝固切開装置）

> **手技のポイント**
>
> 膵実質を強く挟むと容易に膵実質が裂けるため，切離を行う際は膵実質を軽く把持した状態から切離を開始し，徐々に圧挫していく．

4 止血
- 膵頭側切除の膵切離（メス）と同様である（p.101 参照）．

5 主膵管部の縫合
- 膵尾側切除の膵切離（メス）と同様である（p.105 参照）．

膵尾側切除の膵切離（自動縫合器）

手術手順

1 膵のトンネリング ……………………… p.107   2 膵切離 ……………………… p.108

手術手技

1 膵のトンネリング
- 膵頭側切除の膵切離（メス）と同様である（p.97 参照）．

point
2 膵切離

- 筆者らの施設では，リンフォース トライステープル™（ブラックカートリッジ：60mm）を使用し，膵切離を行っている．
- 圧挫に5分以上，切離に5分以上かけて膵切離を行う 図14，図15．
- 裂傷を生じた場合は，縫合などにて修復することが必要となる．

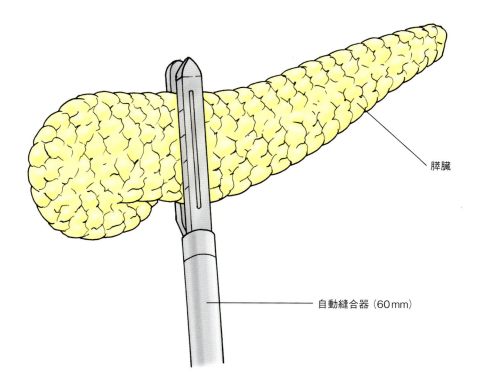

図14 膵切離（自動縫合器）

（ラベル：膵臓／自動縫合器（60mm））

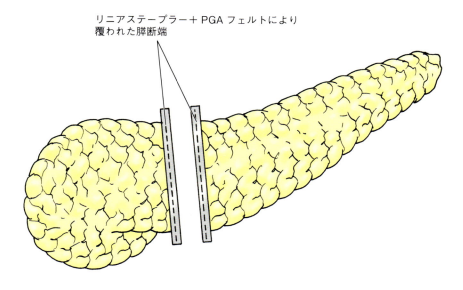

図15 膵切離後
PGA：ポリグリコール酸（polyglycolic acid）．

（ラベル：リニアステープラー＋PGAフェルトにより覆われた膵断端）

手技のポイント

本手技は簡便で確実な膵切離法と考えられるが，膵臓が厚い患者に関しては，自動縫合器では膵臓の裂傷をもたらす危険性があり，膵液瘻につながる危険性がある．

膵切離部の評価が大切であり，切離部が厚い場合は他の方法を選択した方が良い．

術後チェックポイント

- ☑ 膵切離部から出血がないかを確認する．
- ☑ 止血や，主膵管閉鎖のために行った縫合によって膵実質が裂けていないかを確認する．
- ☑ 膵液瘻の発生に留意し，ドレーン排液の性状に注意して定期的にドレーン排液中のアミラーゼ値を測定する．

起こりやすい合併症

術式および周術期管理の進歩により合併症率は低減傾向にあるものの，約50％と依然として高率である．中でも，術後膵液瘻（post-operative pancreatic fistula；POPF）は最も注意すべき合併症の一つである．

1 術後膵液瘻

時として，腹腔内膿瘍や腹腔内出血を惹起し手術関連死亡につながるため，その予防と対策は極めて重要である．

膵液瘻を認めた場合は，適切なドレナージと全身管理が必要である．必要に応じてドレーン交換を行い，高濃度の膵液瘻が持続的に認められる場合は，生理食塩水500～1,000 mL/日で洗浄を行う．ドレーンが留置されていない状態で発生した場合は，超音波（US）またはCTガイド下に穿刺ドレナージが必要となる．

文献

1) Diener MK, Seiler CM, Rossion I, et al. Efficacy of stapler versus hand-sewn closure after distal pancreatectomy (DISPACT): a randomised, controlled multicentre trial. Lancet 2011; 377 (9776): 1514-22.
2) Hamilton NA, Porembka MR, Johnston FM, et al. Mesh reinforcement of pancreatic transection decreases incidence of pancreatic occlusion failure for left pancreatectomy: a single-blinded, randomized controlled trial. Ann Surg 2012; 255 (6): 1037-42.
3) Kawai M, Hirono S, Okada K, et al. Randomized Controlled Trial of Pancreaticojejunostomy versus Stapler Closure of the Pancreatic Stump During Distal Pancreatectomy to Reduce Pancreatic Fistula. Ann Surg 2016; 264 (1): 180-7.
4) Kawai M, Hirono S, Okada KI, et al. Reinforced staplers for distal pancreatectomy. Langenbecks Arch Surg 2017; 402 (8): 1197-204.
5) Karabicak I, Satoi S, Yanagimoto H, et al. Comparison of surgical outcomes of three different stump closure techniques during distal pancreatectomy. Pancreatology 2017; 17 (3): 497-503.

2章 膵臓

膵腫瘍核出術
(Enucleation of the Pancreatic Tumors)

▶▶ 中村慶春, 松下　晃, 吉田　寛 (日本医科大学消化器外科)

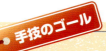

- 使用するデバイスを適切に選択できる．
- 腫瘍と膵実質の境界のコンディションによって切離ラインが異なる． ➡ 2
- 核出の際に, 腫瘍に良好なテンションをかけるための工夫が必要である． ➡ 2

≫手技の適応・目的

- 膵腫瘍核出術は, 膵腫瘍根治切除術の中では最も膵機能を温存することができるため, 低悪性度の膵腫瘍の術式選択において, 常に考慮されるべき術式である．
- しかし, 腫瘍の大きさとその存在部位に大きく影響され, また悪性度の診断 (リンパ節郭清の必要性の判断) が, 術前の画像診断や, 術中の肉眼的所見, 超音波検査では難しいため, 本術式が選択される機会はそれほど多いものではない．
- 本稿では, 多くの施設で手術適応となり得ると考えられるケースに絞って, 本術式の腹腔鏡下手術手法について解説する．

〈術式適応における考え方〉

- 本術式を適応とする際の考え方を表に示す. 最終的な適応判断は各施設の治療方針に委ねることにする．
- 本稿では, 比較的小さいインスリノーマや solid-pseudopapillary neoplasm (SPN) で, 腫瘍が主膵管・副膵管から十分に離れているケースで解説する．

表 カンファレンスにおける術式適応の吟味内容

1. 低悪性度の膵腫瘍か？　定型的なリンパ節郭清は必要ないか？
2. 腫瘍と主膵管, 副膵管との距離が十分にあるか？　膵管損傷をきたす恐れはないか？
3. 腫瘍の存在部位は？ 　(Ⅰ) 膵頸部・膵体尾部の腫瘍ならば, 機能温存できる代替手術がある 　　① 膵頸部・膵体部腫瘍ならば, 脾臓・膵尾部温存の膵頸部・膵体部切除 　　② 膵尾部腫瘍ならば脾臓温存の膵尾部切除 　(Ⅱ) 膵頭部腫瘍は, 機能温存可能な代替手術が難しい 　　　⇒多くの施設では, 核出術か膵頭十二指腸切除術となってしまう

》使用機器類の配置および手術体位とトロッカーの留置位置

- 体位は仰臥位・開脚位で固定し，以降局面に応じて手術台を動かしながら患者の角度を調整する．
- スコピスト（腹腔鏡施行医）の立ち位置は患者の脚間とし，術者は腫瘍が膵頭部に存在する場合には患者の左側，膵体尾部に存在する場合には患者の右側に立って手術を進めていくようにしている 図1 ．

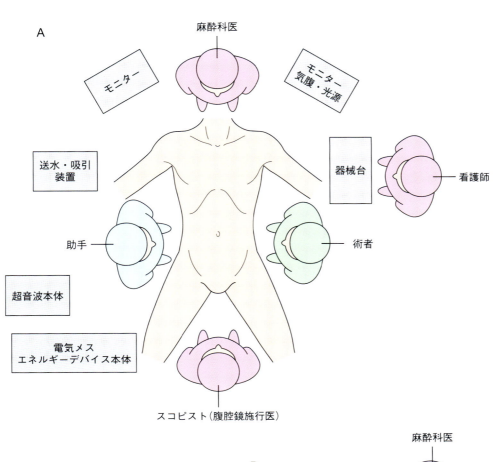

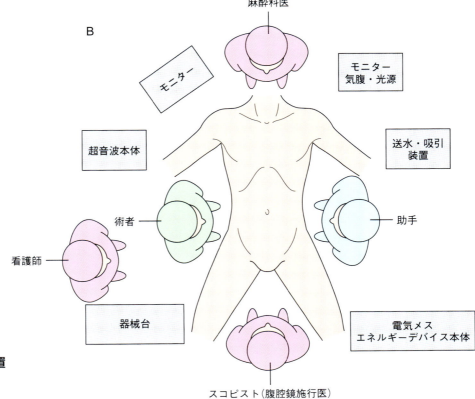

図1 手術体位と手術室の配置
A：膵頭部腫瘍の場合．
B：膵体尾部腫瘍の場合．

- トロッカーの留置部位を 図2 に示す．
- 腹腔鏡はフレキシブルスコープを使用し，気腹圧は 7 〜 10 mmHg に設定する．

A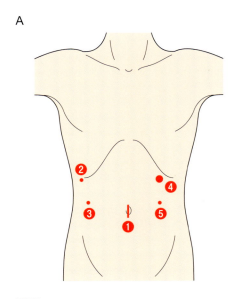

B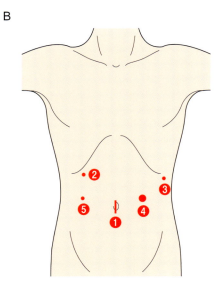

図2 トロッカーの留置部位
A：膵頭部腫瘍の場合．❶・❹（12 mm），❷・❸・❺（5 mm）．
B：膵体尾部腫瘍の場合．❶・❹（12 mm），❷・❸・❺（5 mm）．❺ は必要に応じて留置する．

手術手順

1. 膵被膜の切開 ……………………………………… p.113
2. 腫瘍と膵実質の遊離 …………………………… p.114
3. 核出した腫瘍の取り出し ……………………… p.117
4. 核出部の観察とドレーンの挿入 …………… p.117
5. 閉腹 ……………………………………………………… p.117

手術手技

- 網嚢の開放，胃十二指腸動脈・総肝動脈・脾動脈の露出・テーピング，膵頭部・十二指腸からの横行結腸間膜の遊離，副右結腸静脈切離，十二指腸・膵頭部の Kocher 授動術，トンネリング，脾動静脈と膵実質の剝離操作などを腫瘍の存在部位に合わせて施行し，腫瘍を中心とした術野を十分に展開する．
- 必要に応じて術中超音波検査を施行し，主膵管・副膵管の位置を確認しておく．

1 膵被膜の切開

- 腫瘍と膵実質の境界に沿って膵実質を覆う被膜をフック型のモノポーラ電気メスで切開する 図3 , 図5A .

A

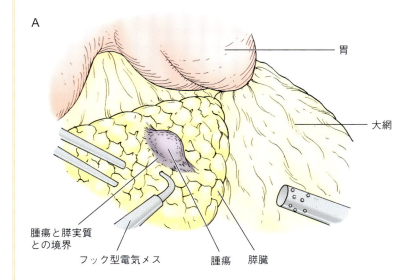
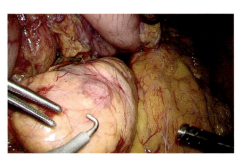

B

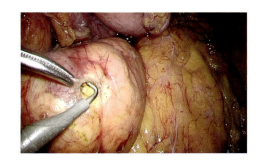
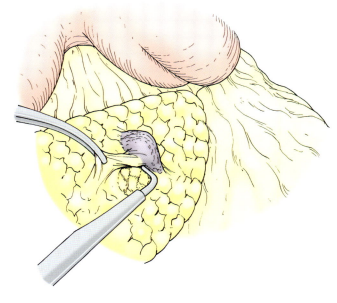

C

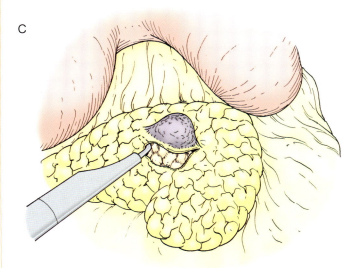
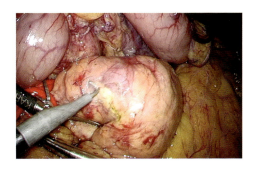

図3 膵被膜の切開

膵腫瘍核出術

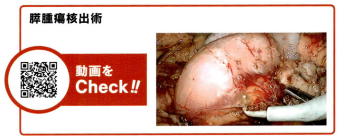

https://gakken-mesh.jp/app/webroot/ds/005gap/2-2-1.html

point
2 腫瘍と膵実質の遊離

- 腫瘍に付着した膵周囲被膜あるいは腫瘍そのものを，腫瘍の被膜を挫滅しないように愛護的に鉗子で把持し，腫瘍と膵実質を遊離していく．

手技のポイント

膵内分泌腫瘍は，腫瘍の被膜と膵実質の間に疎性の結合組織が存在するため同部がよい剥離層となる．メリーランド型鉗子で同層を剥離していくことができる 図4．

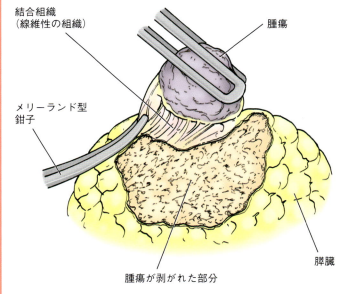
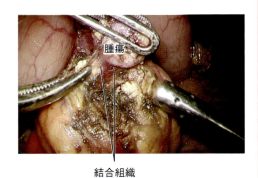

図4 理想的な剥離層

- 加齢や慢性膵炎により結合組織による境界がなくなると，腫瘍の被膜と膵実質は強固に癒着する．このようなケースでは，フック型のモノポーラ電気メス 図5A 以外に超音波凝固切開装置（laparoscopic coagulating share；LCS）にて薄く膵実質を切離していかなければならない 図5B ，図5C ．

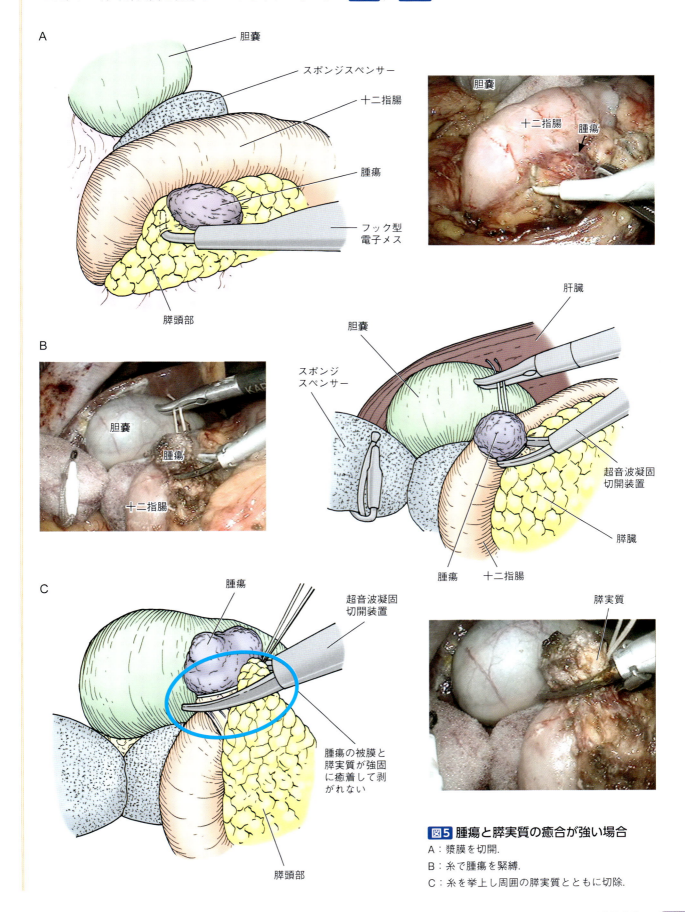

図5 腫瘍と膵実質の癒合が強い場合
A：漿膜を切開．
B：糸で腫瘍を緊縛．
C：糸を挙上し周囲の膵実質とともに切除．

膵腫瘍核出術

手技のポイント

膵実質との癒着で腫瘍を愛護的に把持できない場合には，糸で腫瘍を緊縛しその糸を把持し適度な緊張を掛けながら切離していく 図5B ， 図5C .

- solid-pseudopapillary neoplasm（SPN）は厚い被膜を有するが，膵実質との癒着が強いことが多く，被膜損傷を避けるためにも前述と同様に，LCSにて薄く膵実質を切離し核出手技を進めていく 図6A ， 図6B .

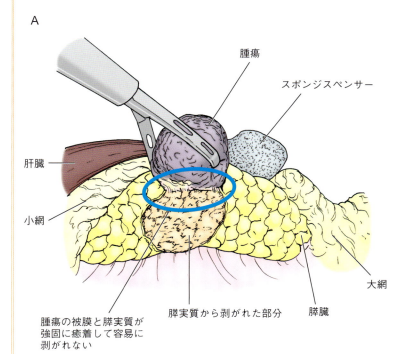
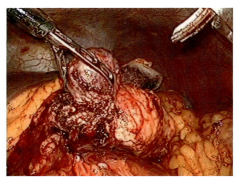
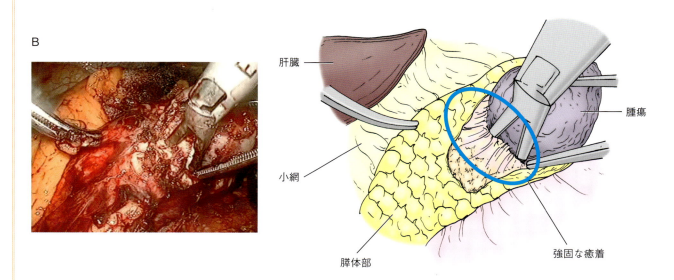

図6 超音波凝固切開装置（LCS）による膵実質の切離
A：腫瘍被膜と膵実質の癒合が強固．
B：LCSにて薄く膵実質を切離し，核出を進める．

3 核出した腫瘍の取り出し

● 核出した腫瘍は，サージカルバッグに入れてトロッカー挿入口から体外へ誘導する.

4 核出部の観察とドレーンの挿入

● 切除後は核出部の膵実質を観察し，出血と膵液の肉眼的な漏出がないことを確認し，閉鎖式ドレーンを同部近傍に1本留置する.

5 閉腹

● トロッカー挿入口の筋膜・腹膜縫合と皮膚縫合を行い，手術を終了する.

術後チェックポイント

☑ 膵液瘻の発生に留意し，ドレーン排液の性状およびアミラーゼ濃度の経時的観察を行う.

☑ 膵液瘻発生時には，CT検査とともにドレーンからの造影検査を行い，膵液・膿の広がりを確認して，適宜ドレナージチューブの入れ替えを行う.

☑ 腹部CT検査施行時には，胸水・腹腔内液体貯留像のみならず膵液瘻による二次的な仮性動脈瘤形成の有無にも留意する.

起こりやすい合併症

1 膵液瘻，腹腔内膿瘍，腹腔内出血

　膵腫瘍核出術で最も起こりやすい合併症は膵液瘻であり，さらに膵液瘻は腹腔内膿瘍や腹腔内出血を惹起する可能性がある.

　膵液瘻発生時には，経時的に腹部造影CT検査を行い，膿瘍形成や仮性動脈瘤の有無を確認しなければならない. 薬物治療で膿瘍が改善しなければ穿刺排膿が必要である. また，CT検査で仮性動脈瘤が疑われたり，ドレーンから予兆出血が認められた場合には速やかに腹部血管造影検査を施行し，病変部を確認したうえでそのまま塞栓術に移行する必要がある.

文献

1）日本神経内分泌腫瘍研究会（編）. 膵・消化管神経内分泌腫瘍（NET）診療ガイドライン 第1版. 東京：金原出版；2015.

2）Crippa S, Zerbi A, Boninsegna L, et al. Surgical management of insulinomas: Short- and long-term outcomes after enucleations and pancreatic resections. Arch Surg 2012; 147: 261-6.

3）Mehrabi A, Fischer L, Hafezi M, et al. A systematic review of localization, surgical treatment options, and outcome of insulinoma. Pancreas 2014; 43: 675-86.

4）Nakamura Y, Matsumoto S, Uchida E, et al. Use of an endoscopic surgical spacer during laparoscopic pancreatic tumor enucleation. J Nippon Med Sch 2010; 77: 106-10.

2章 膵臓

膵体尾部切除術
(Distal Pancreatectomy)

▶▶ 永川裕一，土田明彦（東京医科大学消化器・小児外科学分野）

手技のゴール
- 膵体尾部周囲の層，膜，神経・線維組織などの解剖学的構造を熟知する．
- 郭清を伴う場合と郭清を伴わない場合の適切な剝離層を理解する．
- 良好な術野展開の下，正確な層での剝離を行う．

≫ 手技の適応・目的

- 膵体尾部切除術は，良性・低悪性度膵腫瘍においては，膵管内乳頭粘液性腫瘍（intraductal papillary mucinous neoplasm；IPMN）のうち悪性となる可能性が高い症例や，膵粘液性囊胞腫瘍（mucinous cystic neoplasm；MCN），膵神経内分泌腫瘍，solid-pseudopapillary neoplasm（SPN）が手術適応となる．なお，IPMN は『IPMN 国際診療ガイドライン』に準じた治療方針の決定が望ましい．
- 膵体尾部癌においては，『膵癌取扱い規約』の分類に基づき，切除可能膵癌，ボーダーライン切除可能膵癌が切除の対象となる．なお，ボーダーライン切除可能膵癌は予後改善のため術前治療を行うことが望ましい．
- 良性・低悪性度膵腫瘍では，腹腔鏡下手術で行われる症例が増えている．膵体尾部癌でも，一部の施設では腫瘍の進行度によって腹腔鏡下手術が行われている．

〈手技を行う理由〉
- 良性・低悪性度膵腫瘍：将来的に悪性となり遠隔転移の出現など根治手術が不能な状態となれば，根本的な治療法がなくなるため手術が必要である．
- 膵体尾部癌：長期生存には根治手術が必要である．

≫ 手術時の注意点
- 脾臓のうっ血を避けるため，脾静脈を結紮切離する前に脾動脈血流の遮断を行う．

手技のポイント

癌浸潤で脾動脈根部の先行切離が難しい場合は，癌の進展がない膵尾側で脾動脈の刺通結紮を行い，脾臓への血流を遮断しておく．

≫ 術前準備・チェック

- 血液生化学検査（HbA1cなど），腫瘍マーカー（CA19-9，CEAなど），ダイナミックCTを行い腫瘍の質的診断や解剖学的診断（血管の走行），および悪性の場合は進行度診断を行っておく．
- EOB-MRIやPET-CTを行い遠隔転移の有無を確認する．

≫ 膵体尾部周囲の膜と層の構造

- 膵前面には膵被膜（膵前筋膜）が存在し，膵実質に癒合している 図1．
- 膵体尾部背側には膵実質と腎前筋膜の間を癒合している膵後筋膜が存在する．実際は膜が存在するのではなく，癒合筋膜（Toldt's fusion fascia）となっており，術中は疎性結合織として観察される．
- さらに，膵背側には腎前筋膜（腎筋膜前葉，Gerota筋膜）が存在し，腎臓や腎周囲脂肪組織，副腎を被っている．
- 脾臓周囲では，脾上極から脾臓外側にかけ脾横隔靱帯が脾臓を固定し，脾下極では脾結腸間膜によって結腸脾彎曲部と固定されている．
- 脾動脈や総肝動脈，上腸間膜動脈は固い神経叢で覆われ，その神経線維は膵実質に付着している[1]．

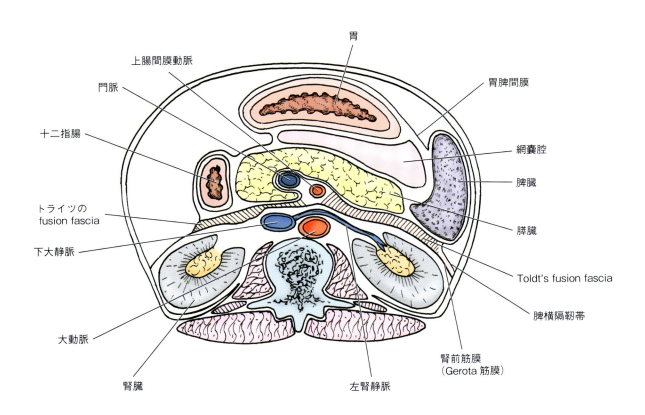

図1 膵体尾部周囲の解剖

≫手術体位

〈開腹手術〉
- 体位は仰臥位で行う 図2A .
- 術者は患者の右側に，助手は患者の左側に立つ．

〈腹腔鏡下手術〉
- 体位は開脚頭高位で行う 図2B .
- 術者は患者の右側に，助手は患者の左側に立ち，スコピストは患者の脚間に立つ．

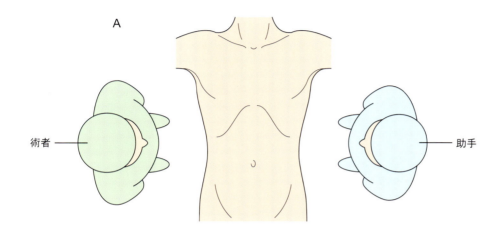

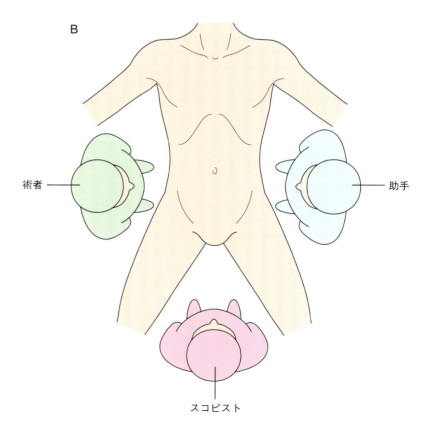

図2 手術体位
A：開腹手術の場合．B：腹腔鏡下手術の場合．

手術手順

1. 開腹（開腹手術）・ポート挿入（腹腔鏡下手術) p.121
2. 脾周囲操作 p.122
3. 膵上縁操作 p.124
4. 膵下縁操作 p.126
5. 膵切離 p.128
6. 閉腹 p.128

手術手技

- 基本的に開腹手術と腹腔鏡下手術の手術手順は同じである．

1 開腹（開腹手術）・ポート挿入（腹腔鏡下手術）

開腹（開腹手術）
- 心窩部から臍下部まで正中切開し，開腹する 図3A．
- ケント鉤などの肋骨挙上器を用いて肋骨をしっかり挙上し，術野を確保する．

ポート挿入（腹腔鏡下手術）
- 三角展開のために5ポートが基本となる．臍部にカメラポート，12mmポートを2本，5mmポートを2本使用する．3mmポートを心窩部に挿入し，細径鉗子で胃を吊り上げ体外のリトラクターで固定する 図3B．
- 腹腔内をよく観察し，腫瘍の位置，癌の場合は腫瘍の進展，腹膜播種や肝転移の有無を確認し，洗浄細胞診を行う．

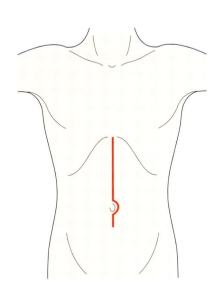
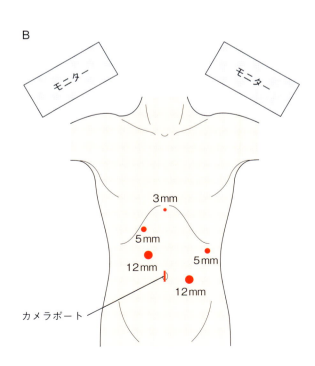

図3 開腹・ポート挿入
A：開腹手術の場合．B：腹腔鏡下手術の場合．

point
2 脾周囲操作

- 網嚢を広く開放した後に，脾下極での脾臓の脱転を行う 図4．

手技のポイント

脾下極で脾結腸靭帯を切離し，脾下極を脱転する 図4．

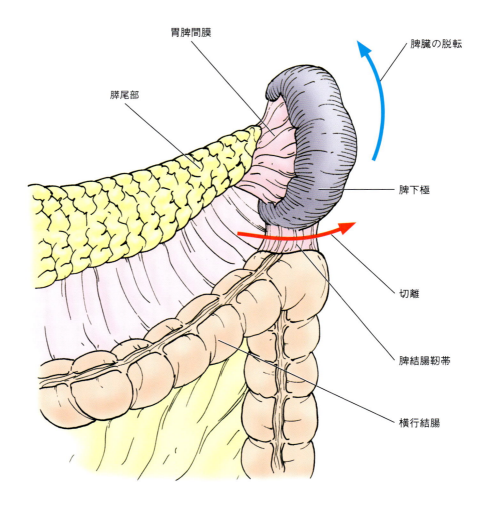

図4 脾下極での脾臓の脱転

（ラベル：胃脾間膜，脾尾部，脾臓の脱転，脾下極，切離，脾結腸靭帯，横行結腸）

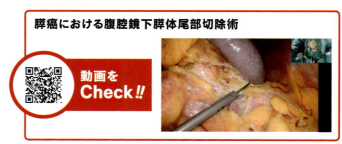

膵癌における腹腔鏡下膵体尾部切除術
動画をCheck!!

https://gakken-mesh.jp/app/webroot/ds/005gap/2-3-1.html

- 次に，脾上極で脾臓の脱転を行う 図5．
- 郭清を伴う膵体尾部切除術の場合は，さらに背側に向かって剥離を進め，腎臓前面を露出させておくと，後の後方郭清の際のよいランドマークとなる．

手技のポイント

胃脾間膜を切離し 図5A，脾上極を下方に圧排した後に脾横隔靱帯を切離する 図5B．

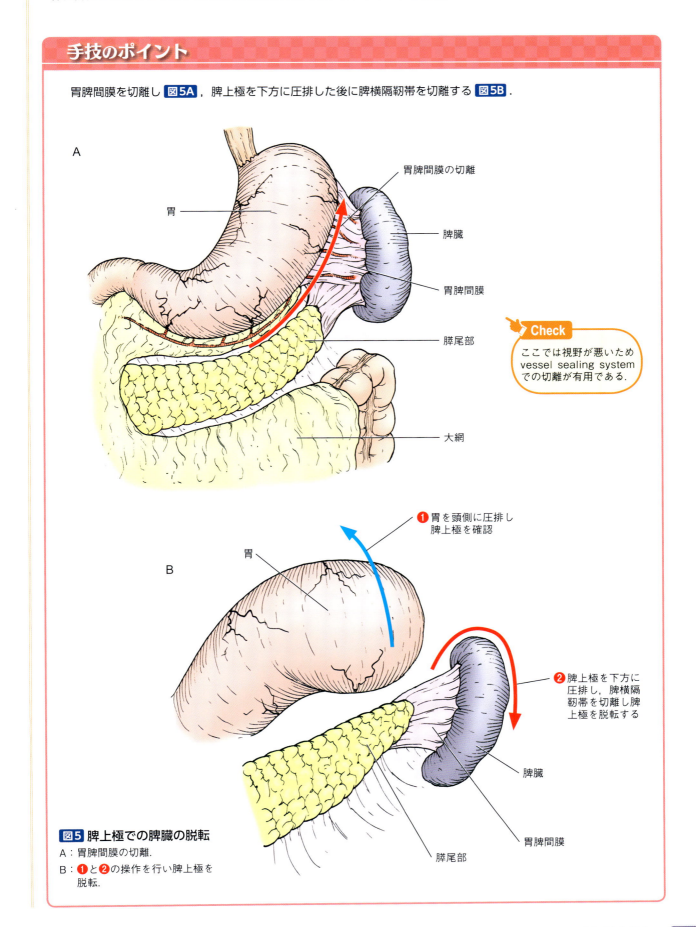

図5 脾上極での脾臓の脱転
A：胃脾間膜の切離．
B：❶と❷の操作を行い脾上極を脱転．

Check: ここでは視野が悪いためvessel sealing systemでの切離が有用である．

膵体尾部切除術

3 膵上縁操作

総肝動脈・門脈の露出

- 郭清を伴う場合，No.8aリンパ節では，総肝動脈周囲神経叢の外層で剥離すると比較的容易に郭清される 図6．

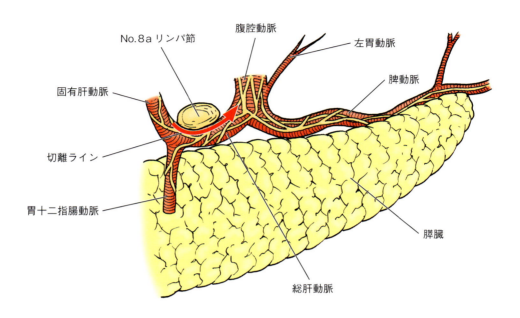

図6 総肝動脈の露出

- 門脈直上で膵切離を行う場合は，総肝動脈周囲神経叢の走行をよく確認し，その神経線維を膵実質より剥離すると膵実質から総肝動脈が比較的容易に剥離され，その背側で門脈が露出される 図7．

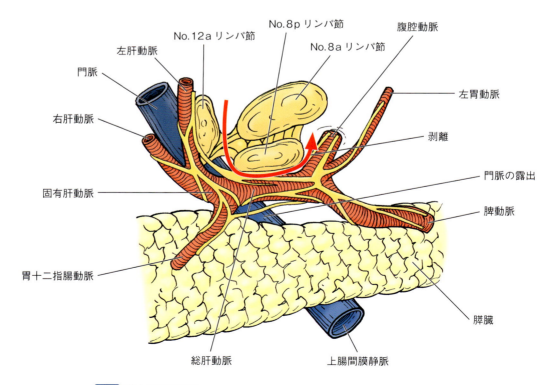

図7 膵上縁の剥離

膵上縁から膵背側の剝離

- 郭清を伴わない場合，Toldt's fusion fascia 背側の腎前筋膜前面が剝離層となる 図8 [2]．
- 郭清を伴う膵体尾部切除術では，癌の膵後方進展を伴う場合は左副腎合併切除が行われるが，膵後方進展がない場合は副腎前面が剝離層となる 図9．

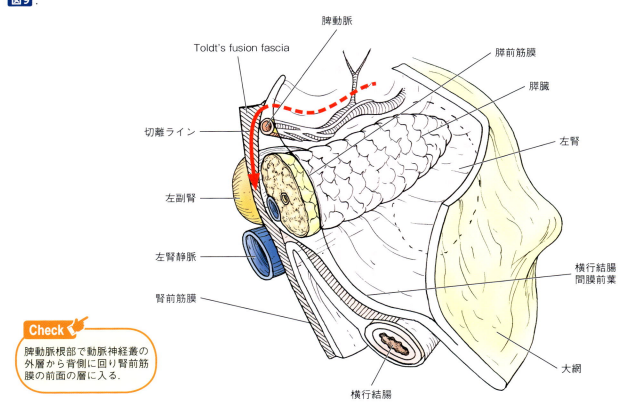

図8 郭清を伴わない場合の膵上縁背側の剝離層

Check: 脾動脈根部で動脈神経叢の外層から背側に回り腎前筋膜の前面の層に入る．

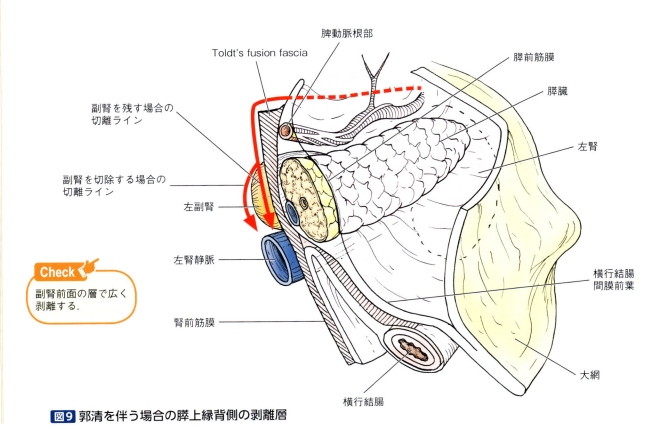

図9 郭清を伴う場合の膵上縁背側の剝離層

Check: 副腎前面の層で広く剝離する．

脾動脈の処理
- 脾動脈根部を結紮切離する 図10．

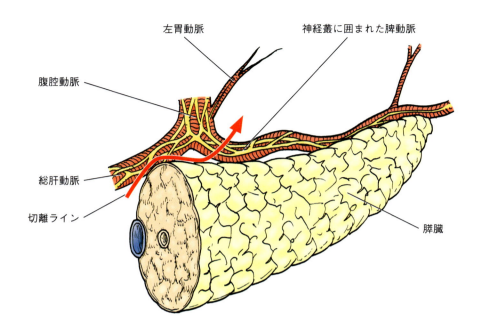

図10 脾動脈根部での切離

4 膵下縁操作

上腸間膜静脈の露出，膵のテーピング，上腸間膜動脈の露出
- 膵下縁で上腸間膜静脈（SMV）前面を露出し，膵のトンネリング後にテーピングする 図11．

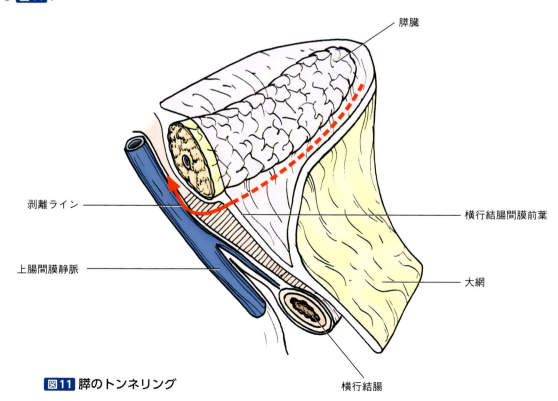

図11 膵のトンネリング

- 次に，郭清を伴う場合は上腸間膜動脈（SMA）前面を露出する 図12．

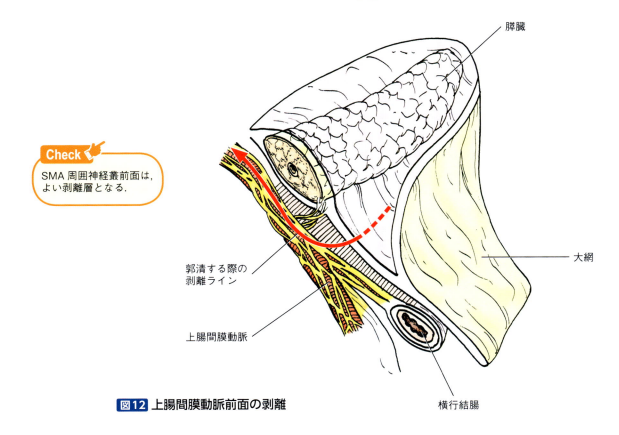

> **Check**
> SMA周囲神経叢前面は，よい剥離層となる．

図12 上腸間膜動脈前面の剥離

膵下縁から膵背側の剥離
- 郭清を伴わない場合は，膵下縁でToldt's fusion fasciaを露出させ，腎前筋膜前面が剥離層となる 図13．

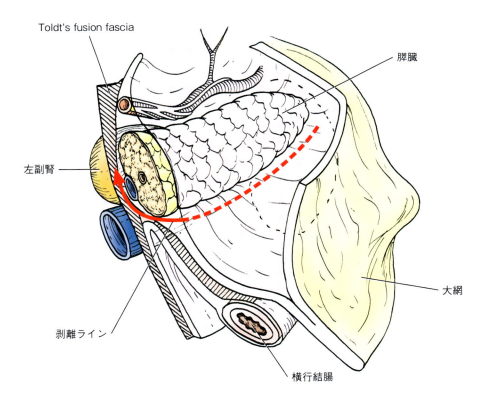

図13 郭清を伴わない場合の膵下縁背側の剥離層

膵体尾部切除術　127

- 郭清を伴う場合は，結腸間膜を切離後，腎前筋膜を切離し，腎周囲脂肪織を分けていくと左腎臓や左腎静脈前面が露出される．
- 後方郭清のため腎静脈前面を広く露出させ，左副腎前面を露出させる 図14 ．

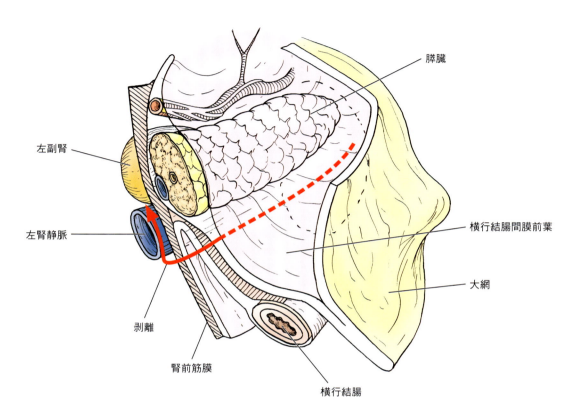

図14 郭清を伴う場合の膵下縁背側の剥離層

5 膵切離

- 膵切離はステープラーで通常行うが，胃十二指腸動脈近傍まで癌浸潤が及ぶものは電気メスにて膵切離し，主膵管は確実に結紮する．
- 膵切離後に脾静脈を根部で二重結紮し切離する．

6 閉腹

- 腹腔内を生理食塩水1,000〜3,000mLで洗浄し，閉腹する．
- 閉鎖式持続吸引型ドレーンを膵断端に挿入する．

術後チェックポイント

- ☑ 早期離床を促す.
- ☑ 膵液瘻が発生していないか，ドレーンアミラーゼ値測定を行い，造影 CT で fluid の有無を確認する.
- ☑ 血糖値のチェックを行い，必要時はインスリンを投与する.
- ☑ 脾摘後重症感染防止のため，肺炎球菌ワクチンを接種する（術前に接種することが推奨されている）.

起こりやすい合併症

1 膵液瘻

　膵液の漏出があればドレーン排液はワインレッド色となり，それに感染を伴えば浮遊物を伴う黄白色調の粘稠性の高い液となる． International Study Group of Pancreatic Fistula (ISGPF) で定義される Grade B 以上は，ドレーン挿入・交換などの治療を必要とする状態であり，通常，感染を伴っている.

　膵液瘻の治療の基本はドレナージであり，発熱や CRP が上昇している場合は，ドレナージ不足がある可能性があり早急に CT での確認が必要である．ドレナージ不足は仮性動脈瘤や出血のリスクが高くなるため，ドレーン交換やドレナージチューブ挿入するなど早めに対応することが必要である.

2 手術部位感染 (surgical site infection；SSI)

　長期間のドレーン留置は，SSI の発生を引き金とした Grade B 以上の膵液瘻発生に繋がる危険性があるため，適切な時期でのドレーン抜去が必要である.

3 リンパ漏，乳糜漏

　リンパ節郭清の際，リンパ管が発達している部位では適切に結紮しないと，難治性のリンパ漏や乳糜漏を起こす危険性があり注意が必要である.

4 糖尿病

　膵切除範囲が広い場合，インスリン不足にて術後血糖コントロール不良となる危険性が高くなる．このため，術後は定期的な血糖値測定が必要となる．長期的には糖尿病を発症していないか HbA1c での確認が必要である.

文 献

1）永川裕一，佐原八束，土田明彦．開腹下膵体尾部切除術．膜と層を意識した消化器外科解剖．消化器外科 2017；40(5)：843-53.

2）Nagakawa Y, Sahara Y, Hosokawa Y, et al. The straightened splenic vessels method improves surgical outcomes of laparoscopic distal pancreatectomy. Dig Surg 2017；34：289-97.

2章 膵臓

脾動静脈および脾温存膵体尾部切除術
（Spleen Preserving Distal Pancreatectomy with Preservation of Splenic Artery and Vein）

▶▶ 木村　理（東都春日部病院，山形大学名誉教授）

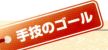

- 脾静脈の長軸方向に沿ってToldtの癒合筋膜を切離し，脾静脈後面を露出する．➡ 4
- 脾静脈後面の剥離は十二指腸から脾臓に向かう方向で行う．➡ 4
- 脾静脈分枝の切離は丁寧に結紮・切離する．➡ 4

≫ 手技の適応・目的

- 膵体尾部の良性，あるいは良悪性境界腫瘍性病変が適応となる．
- 核出術の難しい腫瘍（腫瘍と主膵管との距離が非常に近く，主膵管を損傷したり，核出後の膵実質の縫合閉鎖による主膵管の狭窄などを引き起こすことによって，術後の難治性膵液瘻，腹腔内膿瘍が生じる可能性があるもの）が適応となる．

≫ 手術時の注意点

- 膵管内乳頭粘液性腫瘍（intraductal papillary mucinous neoplasm；IPMN）や膵神経内分泌腫瘍（pancreatic neuroendocrine tumor；P-NET），SPN（solid-pseudopapillary neoplasm），漿液性囊胞腫瘍（serous cystic neoplasm；SCN）は，たとえ肉眼的に被膜が認められても，腫瘍組織が周囲膵実質に及んでいることがある．そのため，周囲との境界が必ずしも組織学的には明瞭ではないことや，微小浸潤の可能性を考慮し，慎重に適応を決定する．

≫ 手技の要点

- Toldtの癒合筋膜を脾静脈の長軸方向に沿って切離し脾静脈後面を露出し，脾静脈を膵臓から剥離する操作を，想定膵切離線の辺りから脾臓に向かって行うことである[1]．

〈脾臓温存の意義〉

- 脾臓温存の意義は，わが国に比較して欧米でより高く評価されている．脾臓の温存により，生体にもたらされる感染症や肺炎，さらに重篤な敗血症の減少の可能性を追求し，また血小板上昇などの血液学的異常を抑制する．また，腫瘍免疫学的には生体を保護する[2〜5]．

〈Warshaw procedure〉

- 脾温存膵体尾部切除術には脾動静脈を温存しないWarshaw法[6]と，脾動静脈を温存する方法（Kimura procedure）[1,7,8]がある．鏡視下手術ではWarshaw法が増加したが，ロボット支援下手術の増加に伴いKimura法が増加している．
- 最近のメタアナリシス[9]では15の報告（計769例）の検索で，Kimura procedureの方がWarshaw法に比較して有意に脾臓の合併症が少ない．Warshaw法では脾梗塞，そして再手術での脾臓摘出が有意に高頻度に発生する．

〈Kimura 法といわれている理由〉

- 脾動静脈および脾温存膵体尾部切除術（SpDP）は，世界的に Kimura 法といわれている．脾臓の血流は確実に保たれ，術後脾壊死，膿瘍形成の危険がほとんどないのが長所である．特に，小児では脾動静脈の膵臓からの剥離は容易であり，McGahrenらは小児の膵外傷 5 例の成功例の経験を，Pachter らは成人の膵外傷 9 例を報告している[1]．いずれにしろ，この方法はほぼ膵外傷に対してのみ行われていた．
- この方法を膵体尾部の良性あるいは良悪性境界病変に用いたのは，検索した限りでは筆者が初めてであり，1996 年に手術のコツを明記した論文[1]が発表されてから世界的に多くの症例に施行され広まったことが理由の一つであろう．術後，脾臓の大きさも変わらない[10]．

≫ 手術体位

- 体位は仰臥位で行う．
- 術者は患者の右側に，第一助手は患者の左側に立つ 図1．

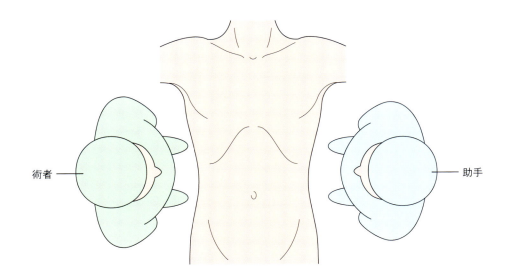

図1 手術体位

手術手順

1. 皮膚切開 ……………………………………… p.132
2. 膵前面の露出と膵体尾部の後腹膜からの剥離と脾臓の脱転 ………………………… p.132
3. 脾静脈の同定 ………………………………… p.133
4. (point) Toldt の癒合筋膜の切離と脾静脈の露出 …………………………………………… p.133
5. 脾動脈と膵臓との間の剥離 ……………… p.137
6. 膵切離 ………………………………………… p.138
7. (point) SpDP の完成 ………………………… p.138

手術手技

1 皮膚切開

- Hand-Assisted Laparoscopic Surgery (HALS) を用いて，膵体尾部の脱転までは，腹腔鏡により得られる良好な視野を利用して行う 図2．

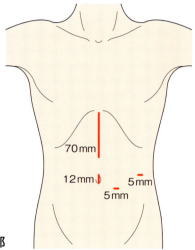

図2 HALSにおける皮膚切開とポート挿入部

2 膵前面の露出と膵体尾部の後腹膜からの剥離と脾臓の脱転

- 大網を横行結腸の起始部で切離して網嚢腔を開け，膵臓の前面を露出する．この操作を脾臓の下曲まで続けて行い，さらに脾外側の腹膜を切離する．
- 横行結腸間膜前葉とそれに続く膵被膜との間の腹膜を膵臓の下縁に沿って横に切離し，後腹膜腔を開ける．次いで，尾側膵を後腹膜から剥離する．さらに，脾臓を後腹膜から剥離する．脾腎ヒダを切離して脾臓を後腹膜から脱転し，正中の小切開孔から膵体尾部・脾臓を腹壁の外に出す 図3．

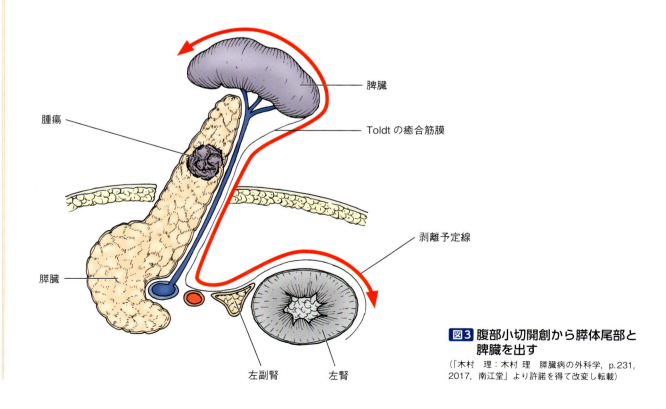

図3 腹部小切開創から膵体尾部と脾臓を出す
(「木村 理：木村 理 膵臓病の外科学，p.231, 2017，南江堂」より許諾を得て改変し転載)

3 脾静脈の同定

- 膵体尾部を頭側に反転するようにして，膵臓の後面，疎性結合織膜内に存在する脾静脈を同定する 図4．脾静脈は膵中央後面を横走し，膵後面全体を覆う疎性結合織膜内に存在する．すなわち，Toldtの癒合筋膜の腹側に脾静脈の後面が透見される．
- 脾静脈は膵尾部に向かうにつれ，膵実質に被われてまったく見えなくなることもある．

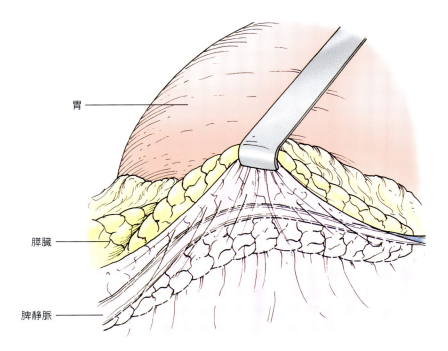

図4 膵臓の後腹膜からの剥離
（木村 理ほか．膵管内乳頭粘液性腫瘍〈IPMN〉に対する脾温存膵体尾部切除術．臨外 61〈11 増〉：303-10, 2006. より改変）

point
4 Toldtの癒合筋膜の切離と脾静脈の露出

- Toldtの癒合筋膜と脾静脈表面の間にケリー鉗子を挿入し，両者の間を丁寧に剥離する．脾静脈の長軸方向に沿ってToldtの筋膜を切離し，脾静脈後面を露出する[1] 図5．
- この操作を膵尾部まで繰り返し，脾静脈を長く露出する．

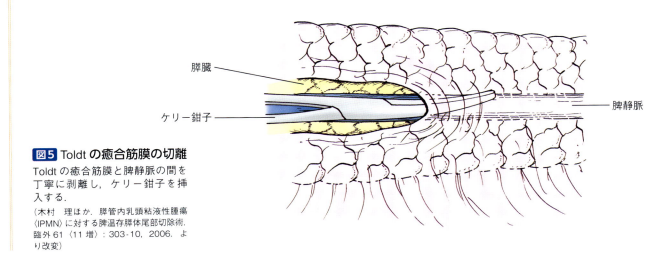

図5 Toldtの癒合筋膜の切離
Toldtの癒合筋膜と脾静脈の間を丁寧に剥離し，ケリー鉗子を挿入する．
（木村 理ほか．膵管内乳頭粘液性腫瘍〈IPMN〉に対する脾温存膵体尾部切除術．臨外 61〈11 増〉：303-10, 2006. より改変）

手技のポイント

脾静脈損傷を避けるコツ

脾静脈の剥離は，想定膵切離線辺りから脾臓に向かって行う（膵頭部〈十二指腸側〉から脾臓に向かう方向）図6．膵尾部の脾臓側末端から体部に向かって脾動・静脈との剥離を行うのは困難であり，これによって脾臓の温存がうまくいかなくなることがある．

この理由として，①脾門部における脂肪織と膵実質との区別が比較的困難であること，②この部分ではすでに複数に分枝した脾静脈が存在し，これらを損傷あるいは結紮・切離してしまう危険性があること，が挙げられる．その場合，脾門部の脾静脈本管は細くなり，脾臓の一部のみしか還流できず，脾臓の上下，末梢の静脈還流が行われずに脾梗塞を起こすため，脾臓の温存は不可能になる．

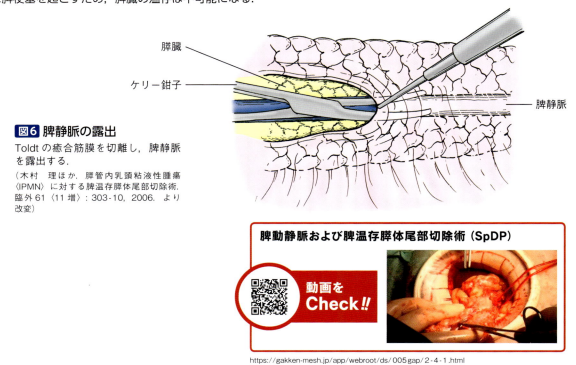

図6 脾静脈の露出
Toldtの癒合筋膜を切離し，脾静脈を露出する．
（木村 理ほか．膵管内乳頭粘液性腫瘍〈IPMN〉に対する脾温存膵体尾部切除術．臨外61〈11増〉：303-10, 2006. より改変）

脾動静脈および脾温存膵体尾部切除術（SpDP）

動画をCheck!!

https://gakken-mesh.jp/app/webroot/ds/005gap/2-4-1.html

- 脾静脈の分枝は丁寧に結紮・切離する 図7．脾静脈は半周以上にわたって膵実質内に埋没し，かつこれと直角上下方向に多数の枝を出している．これらを1本1本丁寧に結紮・切離しながら，膵実質との間の剥離を脾門部に向かって施行する．炎症のない正常膵の場合にはこの静脈分枝は露出が容易で，脾静脈本幹から数mm以上の長さの露出が可能である．
- 慢性膵炎など炎症が強い場合には，特に慎重に行う．

図7 脾静脈分枝の結紮・切離
（木村 理，ほか．脾温存尾側膵切除術の適応と術式．手術 2007; 61: 879-85. を参考に作成）

手技のポイント

脾静脈損傷時の対応

脾静脈分枝を傷つけて損傷した場合には，そのまま圧迫止血を行うか，フィブリン糊を塗って様子を見る．すぐに針糸で止血しようとしてはいけない．上記の方法で止血されてから脾静脈分枝の結紮を行い，止血する．

脾静脈分枝を脾静脈本幹から「引っこ抜き損傷」した時には，事態はもう少し重篤である．この場合でも圧迫止血を行って止血を試みるのが第一選択であるが，必ずしもそれで止血されるわけではない．損傷の起こった部の両側の脾静脈本幹にブルドック鉗子をかけて損傷部からの出血を止め，プロリーン®で連続縫合して止血する 図8A 〜 図8C ．

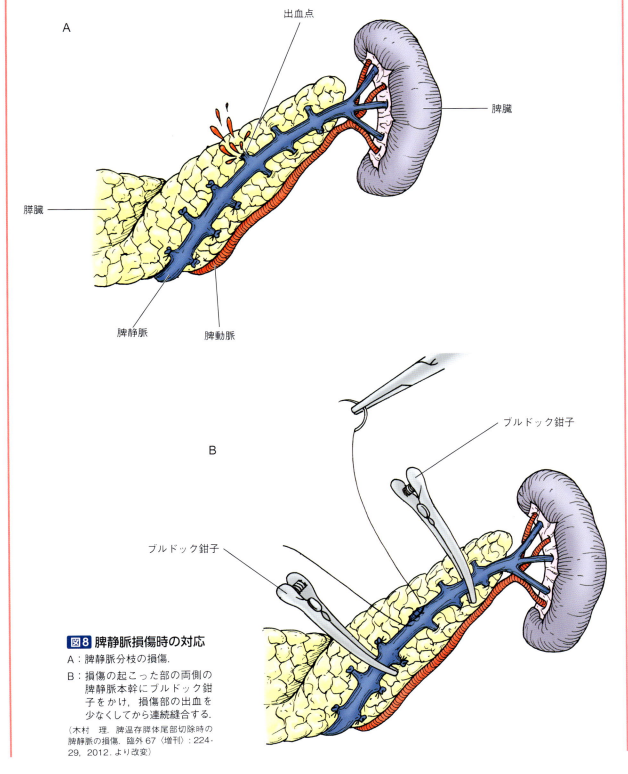

図8 脾静脈損傷時の対応

A：脾静脈分枝の損傷．
B：損傷の起こった部の両側の脾静脈本幹にブルドック鉗子をかけ，損傷部の出血を少なくしてから連続縫合する．

（木村 理．脾温存膵体尾部切除時の脾静脈の損傷．臨外 67〈増刊〉：224-29，2012．より改変）

脾動静脈および脾温存膵体尾部切除術

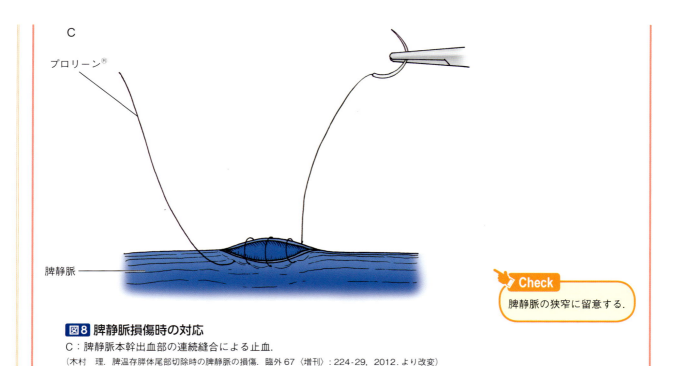

図8 脾静脈損傷時の対応
C：脾静脈本幹出血部の連続縫合による止血．
（木村　理．脾温存膵体尾部切除時の脾静脈の損傷．臨外 67〈増刊〉：224-29，2012．より改変）

> Check
> 脾静脈の狭窄に留意する．

手技のポイント

　脾門部では動・静脈が多分岐しているが，膵頭部（十二指腸側）から脾臓に向かって膵実質と脾静脈を剥離していけば容易に膵尾部を脾門部から遊離でき，多分岐した血管（主に脾静脈分枝）を傷つける危険性はない 図9 ．

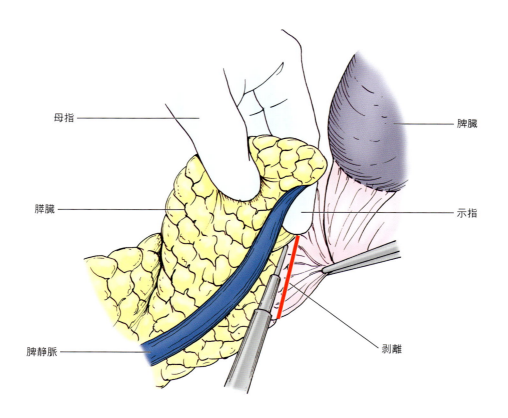

図9 膵尾部近傍における脾静脈の処理
（木村　理ほか．膵管内乳頭粘液性腫瘍〈IPMN〉に対する脾温存膵体尾部切除術．臨外 61〈11 増〉：303-10，2006．より改変）

5 脾動脈と膵臓との間の剥離

- 膵実質を脾臓側末端まで脾静脈から剥離した後，今度は脾臓側から膵頭部（十二指腸側）に向かって，脾動脈と膵臓との剥離を施行する[1] 図10，図11．
- 脾動脈根部近くまでいっても，膵臓への動脈分枝は数本程度しか存在せず，また尾側にしか枝を出さないので，静脈からの剥離と比べるとずっと簡単である．

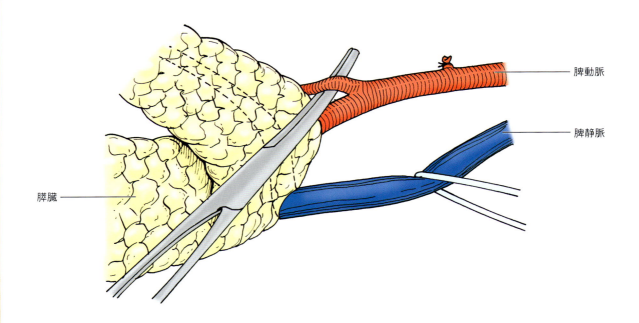

図10 脾動静脈の温存と脾動脈分枝の結紮・切離
(木村 理ほか．膵管内乳頭粘液性腫瘍〈IPMN〉に対する脾温存膵体尾部切除術．臨外 61〈11 増〉: 303-10, 2006. より改変)

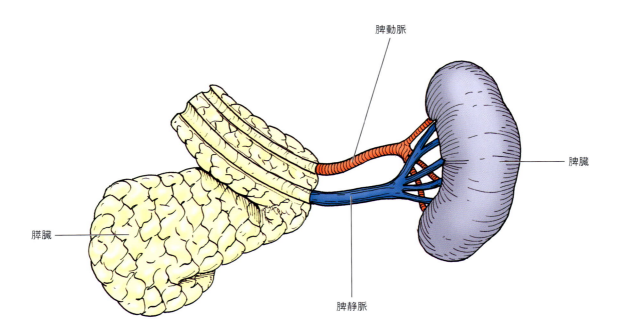

図11 脾動静脈温存と膵体尾部の脱転
(Kimura W, Inoue T, Futakawa N, et al. Spleen-preserving distal pancreatectomy with conservation of the splenic artery and vein. Surgery 1996; 120: 885-90. を参考に作成)

6 膵切離

- 膵臓の切離前に，横行膵動脈および上横行膵動脈を膵実質とともに二重結紮しておくと，膵切離時の動脈出血を最小に防ぐことができる 図12．

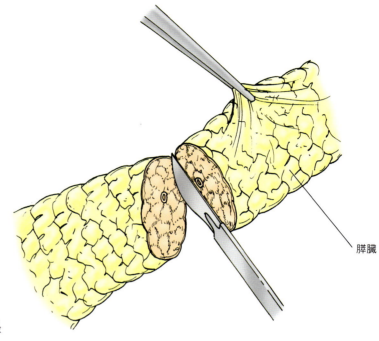

図12 膵切離
(「木村 理：木村 理 膵臓病の外科学, p.237, 2017, 南江堂」より許諾を得て改変し転載)

 ## 7 SpDP の完成

- 膵臓を長軸に直角に切離し，主膵管を同定する．
- 主膵管を確実に結紮し，膵断端を結節縫合で閉鎖する 図13．

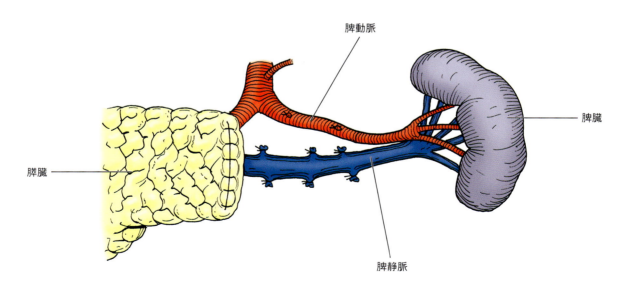

図13 脾動静脈を温存した SpDP の完成図
(木村 理ほか．膵管内乳頭粘液性腫瘍〈IPMN〉に対する脾温存膵体尾部切除術．臨外 61〈11増〉：303-10, 2006. より改変)

手技のポイント

ドレーン留置の際は，ファイコンドレーンを 2 本，膵断端から脾門部に向けて留置する．ファイコンドレーンは水封・密閉式とする．

術後チェックポイント

☑ 脾臓および脾動静脈がねじれたりせず，元の場所に治まっているか確認する．

☑ 脾臓の色調は正常か確認する．

☑ ドレーンは膵断端近傍にきちんと置かれているか（はねていないか）を確認する．

起こりやすい合併症

1 膵液瘻
きめ細かく洗浄する．感染を伴っている場合は持続洗浄する．

＊本項は南江堂より許諾を得て「木村　理：木村 理　膵臓病の外科学，p.229-240，2017，南江堂」より抜粋・加筆し転載したものである．

文 献

1）Kimura W, Inoue T, Futakawa N, et al. Spleen-preserving distal pancreatectomy with conservation of the splenic artery and vein. Surgery 1996; 120: 885-90.

2）木村　理．木村 理　膵臓病の外科学．南江堂；東京：2017，229-40.

3）Kimura W, Yano M, Sugawara S, et al. Spleen-preserving distal pancreatectomy with conservation of the splenic artery and vein: techniques and its significance. J Hepatobiliary Pancreat Surg 2010; 17: 813-23.

4）Tezuka K, Kimura W, Hirai I, et al. Postoperative hematological changes after spleen-preserving distal pancreatectomy with preservation of the splenic artery and vein. Dig Surg 2012; 29 (2) : 157-64.

5）手塚康二，平井一郎，菅原秀一郎，ほか．脾温存膵体尾部切除術後長期経過例の血液検査所見の変化．山形医学 2018; 36 (1) : 8-14.

6）Warshaw AL. Conservation of the spleen with distal pancreatectomy. Arch Surg 1988; 123: 550-3.

7）木村　理．脾動静脈および脾臓を温存した膵体尾部切除術（the Kimura's method）．膵脾外科の要点と盲点 第 2 版．文光堂；東京：2009，202-3.

8）木村　理．kimura Procedure（脾動静脈を温存した脾温存膵体尾部切除術）．胆と膵 2018; 39 (11) : 1217-21.

9）Nakata K, Shikata S, Ohtsuka T, et al. Minimally invasive spleen preservation versus splenectomy during distal pancreatectomy: a systemic review and meta-analysis. Int Hepatobiliary Pancreat Sci 2018; 25 (11) : 476-88.

10）Tezuka K, Kimura W, Hirai I, et al. Postoperative changes in splenic volume after spleen-preserving distal pancreatectomy with conservation of the splenic artery and vein, and after digestive tract and breast surgery. Yamagata Med J 2018; 36 (2) : 84-91.

脾動静脈および脾温存膵体尾部切除術

2章 膵臓

膵頭十二指腸切除術（膵頭神経叢・SMA神経叢切除術）
(Pancreaticoduodenectomy: Dissection of Connective Tissues Around the SMA)

▶▶ 廣野誠子, 山上裕機 (和歌山県立医科大学第2外科)

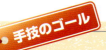

- 膵頭神経叢第Ⅰ部, 第Ⅱ部を束として同定できる.
- 上腸間膜動脈（SMA）神経叢とSMA周囲結合組織の間のラインを同定できる. ➡ 1
- 下膵十二指腸動脈（IPDA）を同定し, 切離できる. ➡ 3, 2

》手技の適応・目的

〈膵頭神経叢切除の適応〉

- 膵頭部に病変のある疾患に対する膵頭十二指腸切除術において，膵頭神経叢第Ⅰ部・Ⅱ部の切離は必須である．膵頭神経叢第Ⅰ部は腹腔動脈神経叢から膵頭部背側に分布する組織で，膵頭神経叢第Ⅱ部は上腸間膜動脈（SMA）から膵鈎部に分布する組織である[1]．これらの組織は，「神経叢」と名付けられているが，神経以外にも脈管やリンパ管が含まれたやや硬結の組織として同定できる.
- 膵癌を代表とする悪性疾患は，患部から膵頭神経叢に沿って癌浸潤が生じ，膵頭神経叢を郭清する目的で，膵頭神経叢第Ⅰ部は腹腔神経叢に沿って，膵頭神経叢第Ⅱ部はSMAに沿って，神経叢を切離する．一方，低悪性疾患で，膵頭神経叢の郭清が必要でない場合，膵頭神経叢は膵頭部に分布する付近で切離する．
- 郭清範囲に関しては，施設間で議論の余地があるが，術前に疾患の悪性程度を考慮した膵頭神経叢の郭清程度，すなわちどの部位で切離するかを決めてから手術に臨むべきである．

〈SMA神経叢切除の適応〉

- 膵癌を代表とする悪性腫瘍に対する膵頭十二指腸切除術において，肉眼的・病理学的癌遺残を予防する目的（R0手術）で，SMA神経叢郭清を行う場合がある．SMA神経叢は，SMAの外膜に分布した硬い神経束で，SMA神経叢を郭清する場合，この神経束に割面を入れ，SMA外膜が露出する層での剝離となる.
- 膵癌は，切除可能膵癌，BR-PV（borderline resectable-portal vein）膵癌，BR-A（borderline resectable-artery）膵癌に分類され，切除可能膵癌とBR-PV膵癌に対するSMA神経叢郭清は，再発予防・R0率上昇を目的とする．
- 2014年に韓国から報告された膵癌の膵頭十二指腸切除術に関する無作為化比較試験（randomized controlled trial；RCT）では，SMA神経叢半周郭清を含めた拡大郭清と標準郭清で生存期間に差を認めなかったとされ，膵癌に対するSMA神経叢郭清の腫瘍学的意義が否定された．その後，切除可能膵癌・BR-PV膵癌に対する予防的なSMA神経叢郭清を行わず，SMA神経叢は全周温存する施設が増加している．一方，SMA神経叢浸潤を認めるBR-A膵癌では，R0根治術を行うためには，SMA神経叢郭清が必要となる場合が多くあり，SMA神経叢郭清は半周のみならず全周郭清を要することもある．

- SMA神経叢郭清を行うことで，術後の難治性下痢が発症し，膵癌の生存期間延長に必須である術後補助療法の導入遅延や，非完遂が生じる可能性がある．また，SMAの外膜が露出しているため，脆弱なSMAは腹腔内出血の原因となりうる．
- そのため，可能な限りSMA神経叢は温存する施設が増加しているが，SMA神経叢郭清を行うべきか否かは，いまだ議論の余地がある．近年では，膵癌に対する術前化学療法の抗腫瘍効果の向上も報告され，術前・術後補助療法の効果を含めたSMA神経叢郭清の意義について今後検討する必要がある．

≫ 手術時の注意点

- SMAの損傷は，致命的な術中・術後出血や腸管の血流障害を招くので，SMA周囲の郭清は慎重，かつ丁寧に行うことが重要である．
- 上腸間膜静脈（SMV）の損傷により，大量出血や腸管のうっ滞など重篤なイベントが生じるので，SMV周囲の剥離に関しても注意深い操作が必要である．

≫ 術前準備・チェック

- 術前に施行されたMDCT（マルチスライスCT；multi-detector row CT）による下膵十二指腸動脈（IPDA），空腸動脈第1枝（J1A），空腸静脈第1枝（J1V）の走行と根部の位置を確認しておくことが，より安全で早い膵頭十二指腸切除術を行うために重要である．これらの脈管解剖には個人差があり，全ての症例に対して術前に十分理解したうえで，手術に取り組む．
- また，mesenteric approach法では，IPDAを同定するにあたり，中結腸動脈（MCA）根部の位置がポイントとなり，MCA根部からIPDAあるいはIPDAとJ1Aの共通幹根部までの距離をMDCTで測定しておくと，術中，より安全に，より早くIPDAを同定し切離することができる．

≫ 手術体位

- 体位は仰臥位で開始する．
- 術者は患者の右側に，第1助手は患者の左側に立つ 図1．

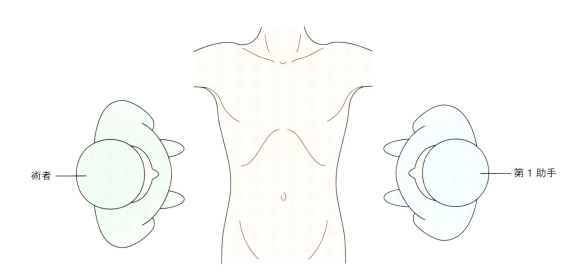

図1 手術体位

手術手順

mesenteric approach 法

1. 上腸間膜動脈と上腸間膜静脈の同定 ……… p.143
2. 空腸動脈第1枝の同定 …………………………… p.144
3. 下膵十二指腸動脈あるいは下膵十二指腸動脈と空腸動脈第1枝の共通幹の切離 ………… p.145
4. 膵頭神経叢第Ⅱ部の切離 ……………………… p.146
5. 膵頭神経叢第Ⅰ部の切離 ……………………… p.148
6. 上腸間膜動脈神経叢の郭清 ………………… p.149

conventional approach 法

1. 膵頭部を右尾側へ牽引し，膵頭神経叢第Ⅰ部を切離 ……………………… p.151
2. 下膵十二指腸動脈・膵頭神経叢第Ⅱ部を切離 ……………………………………………… p.152

手術手技

mesenteric approach 法

- mesenteric approach 法は，1993年にわが国から提唱された膵頭十二指腸切除術における artery first approach 法で[2〜4]，患部から離れた横行結腸下から SMA をアプローチし，①手術の早い段階で IPDA を切離することにより，膵頭部のうっ血をコントロールし，出血量を減量すること，②膵頭部癌の R1・R2 の hot spot である SMA 周囲組織の郭清を全周行うことで R0 率を上昇させることを目的とした手術手技である．

- 近年，artery first approach の有用性が，retrospective study により報告されているが[5]，そのエビデンスレベルは低く，現在，多施設共同研究として行っている mesenteric approach vs. conventional approach の RCT（MAPLE-PD trial）の結果が期待されている．

- 本稿では，まず mesenteric approach 法による膵頭神経叢の切離法と SMA 神経叢郭清について解説し，その後，conventional approach 法について解説する．

1 上腸間膜動脈と上腸間膜静脈の同定

- 助手が横行結腸を挙上した状態で，トライツ靱帯と下十二指腸角を結ぶラインで空腸間膜を切開し 図2．上腸間膜動脈（SMA）と上腸間膜静脈（SMV）を同定する．No.14 リンパ節を含む SMA 結合組織の郭清を SMA の壁に沿って，SMA 根部に向かって行う．
- SMA から横行結腸に向かう中結腸動脈（MCA）と SMV に流入する中結腸静脈（MCV）が容易に同定でき，良好な視野を確保する目的で，MCA・MCV は結紮切離する 図3．

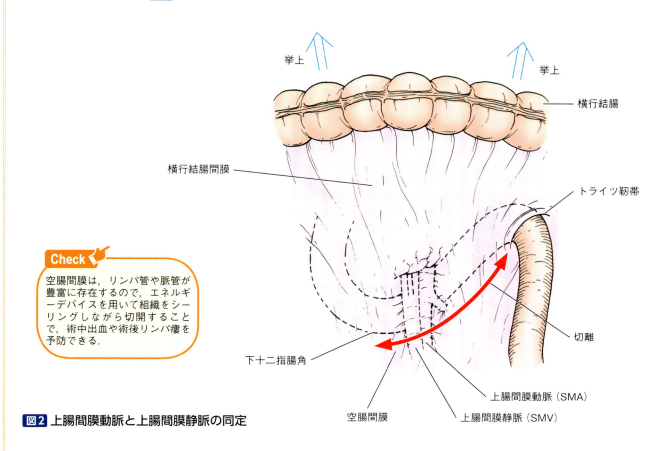

Check
空腸間膜は，リンパ管や脈管が豊富に存在するので，エネルギーデバイスを用いて組織をシーリングしながら切開することで，術中出血や術後リンパ瘻を予防できる．

図2 上腸間膜動脈と上腸間膜静脈の同定

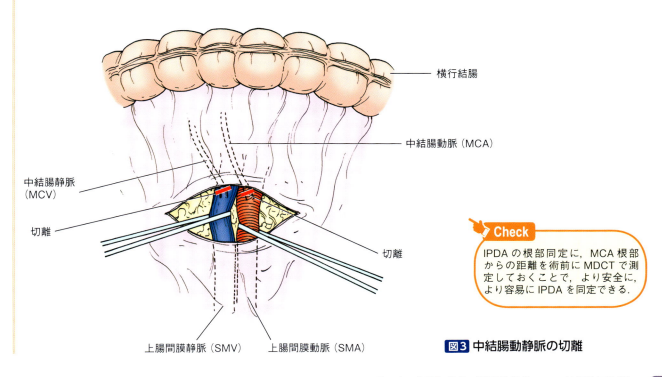

Check
IPDA の根部同定に，MCA 根部からの距離を術前に MDCT で測定しておくことで，より安全に，より容易に IPDA を同定できる．

図3 中結腸動静脈の切離

膵頭十二指腸切除術（膵頭神経叢・SMA 神経叢切除術）

2 空腸動脈第1枝の同定

- SMA左側壁で空腸動脈第1枝（J1A）を同定し，テーピングしておく 図4．また，SMAならびにSMVにもテーピングしておく．SMAにテーピングする際，SMAから分岐する空腸動脈を損傷しないように十分注意する．

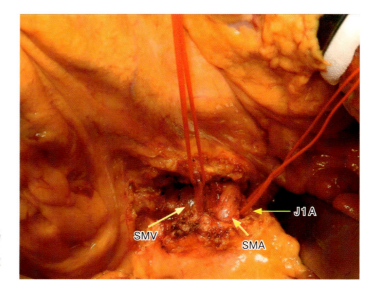

図4 上腸間膜動脈と上腸間膜静脈の同定
横行結腸を助手が挙上し，トライツ靱帯と下十二指腸角のラインで空腸を切離し，上腸間膜動脈（SMA）と上腸間膜静脈（SMV）を同定する．SMA左側壁で空腸動脈第1枝（J1A）を同定し，テーピングする．

- また，SMVのテーピングの際，空腸静脈第1枝（J1V）や膵頭部に流入する下膵十二指腸静脈（IPDV）を損傷しないように注意する．この時点で，SMVに流入する胃結腸静脈幹（GCT）を結紮切離する 図5．

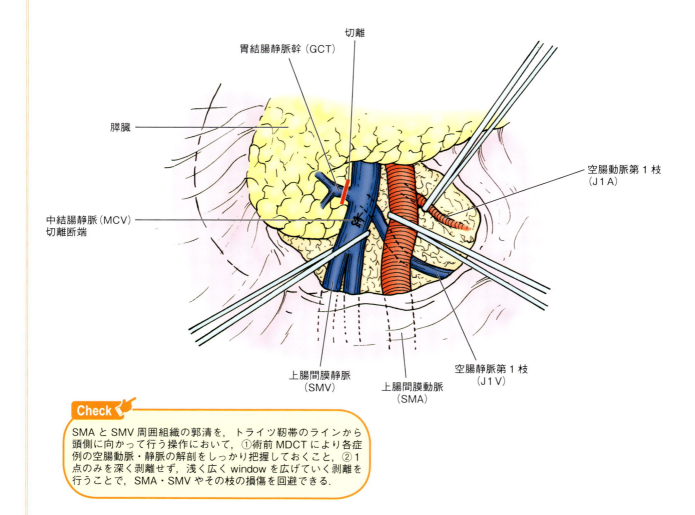

Check
SMAとSMV周囲組織の郭清を，トライツ靱帯のラインから頭側に向かって行う操作において，①術前MDCTにより各症例の空腸動脈・静脈の解剖をしっかり把握しておくこと，②1点のみを深く剥離せず，浅く広くwindowを広げていく剥離を行うことで，SMA・SMVやその枝の損傷を回避できる．

図5 上腸間膜動静脈と空腸静脈第1枝の剥離

3 下膵十二指腸動脈あるいは下膵十二指腸動脈と空腸動脈第1枝の共通幹の切離

- SMA結合組織の郭清をさらに頭側に向かって行い，下膵十二指腸動脈（IPDA）根部，あるいはIPDAとJ1Aの共通幹の根部より頭側でSMAをテーピングする．SMAにかけたテープ2本（IPDA根部よりも頭側と尾側のテープ）を左側に牽引し，SMVのテープを右側に牽引することで，SMVとSMAの間の視野を展開する．この部位に，IPDAを含むSMAから膵鈎部に分布する膵頭神経叢第Ⅱ部を認める．膵頭部の血流を遮断する目的で，まずIPDAを同定し 図6，切離する 図7．
- なお，IPDAがJ1Aと共通幹である症例の場合，悪性度の低い疾患であれば，J1Aを温存し，IPDAの根部で切離することが望ましいが，膵癌症例に関しては共通幹の根部で切離するか，IPDA根部で切離するかは，施設間で議論の余地がある．

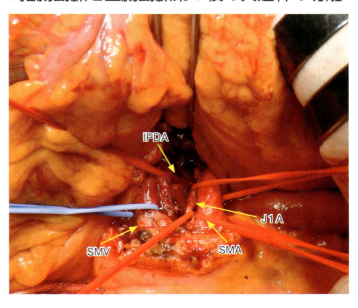

図6 下膵十二指腸動脈の同定と切離
下膵十二指腸動脈（IPDA）根部よりも尾側と頭側の上腸間膜動脈（SMA）をテーピングし左側へ牽引，上腸間膜静脈（SMV）にテーピングし右側へ牽引し，IPDAを同定し切離する．

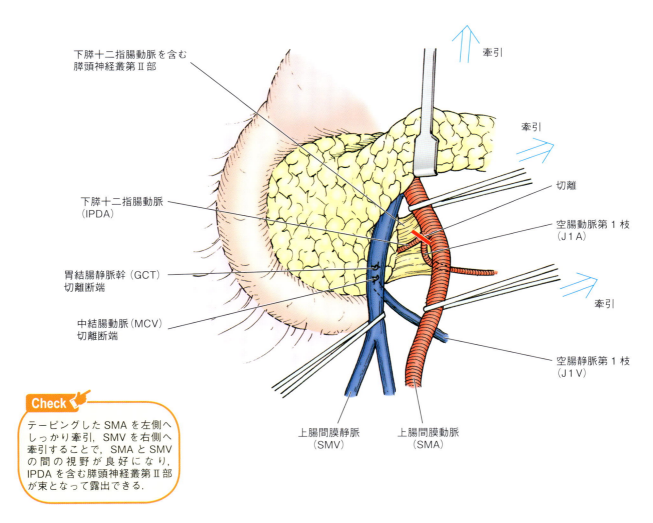

Check
テーピングしたSMAを左側へしっかり牽引，SMVを右側へ牽引することで，SMAとSMVの間の視野が良好になり，IPDAを含む膵頭神経叢第Ⅱ部が束となって露出できる．

図7 下膵十二指腸動脈もしくは下膵十二指腸動脈と空腸動脈第1枝の共通幹の切離

膵頭十二指腸切除術（膵頭神経叢・SMA神経叢切除術）

4 膵頭神経叢第Ⅱ部の切離

- SMAから膵鈎部に向かう膵頭神経叢第Ⅱ部を束で確認し，切離する 図8 〜 図11 .

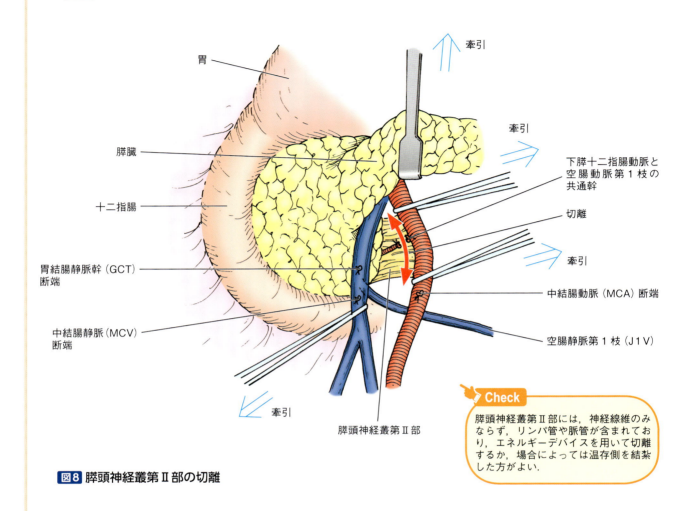

図8 膵頭神経叢第Ⅱ部の切離

Check
膵頭神経叢第Ⅱ部には，神経線維のみならず，リンパ管や脈管が含まれており，エネルギーデバイスを用いて切離するか，場合によっては温存側を結紮した方がよい．

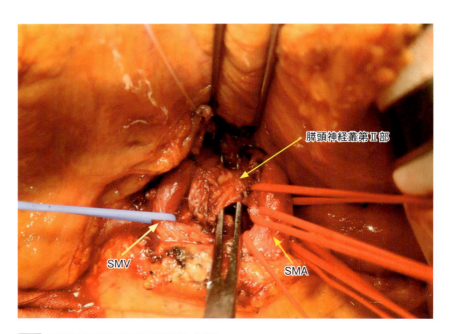

図9 膵頭神経叢第Ⅱ部の確認と切離
下膵十二指腸動脈（IPDA）を含む膵頭神経叢第Ⅱ部は，上腸間膜動脈（SMA）から膵鈎部に束となって確認でき，SMAの右壁から切離する．

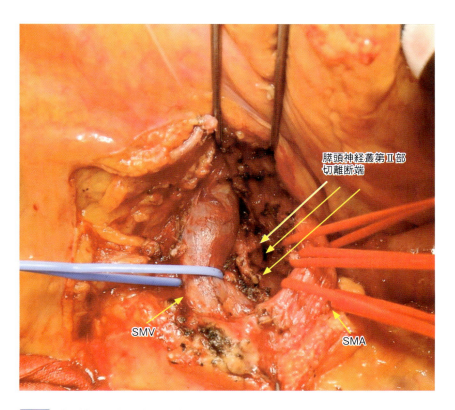

図10 膵頭神経叢第Ⅱ部の切離後
上腸間膜動脈（SMA）から切離された膵頭神経叢第Ⅱ部は切除側の膵頭部につながる．

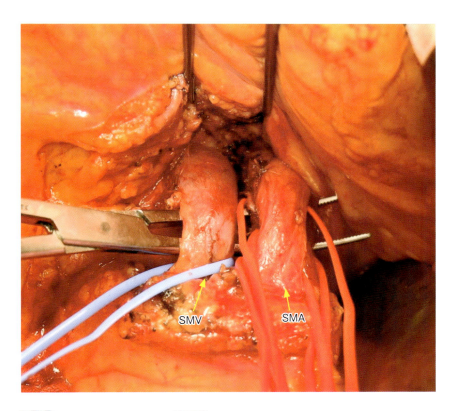

図11 mesenteric approach 終了後
上腸間膜動脈（SMA）・上腸間膜静脈（SMV）周囲リンパ節の全周郭清となる．

5 膵頭神経叢第Ⅰ部の切離

- mesenteric approach法の膵頭十二指腸切除術において，膵頭神経叢第Ⅰ部の切離は，No.8～No.12リンパ節の郭清，胃，胆管，膵臓の切離が終わった後に行う．
- 膵頭部を右下方に牽引すると，腹腔動脈神経叢から膵頭部背面に分布する膵頭神経叢第Ⅰ部を束で同定できる 図12．この際，脾静脈をテーピングし尾側へ牽引することで，視野の展開が良好となり切離しやすくなる 図13．
- 膵癌症例では，腹腔動脈神経叢根部で膵頭神経叢第Ⅰ部を切離するが，低悪性疾患では，膵臓に近い部分で切離する．

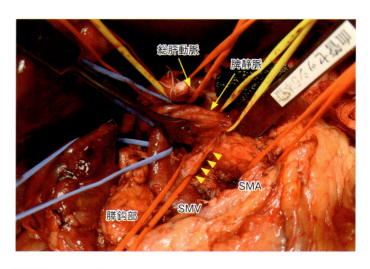

図12 膵頭神経叢第Ⅰ部の確認と切離
膵頭神経叢第Ⅰ部は腹腔動脈神経叢から膵頭部後面に分布し，束で確認した後（矢頭），切離する．

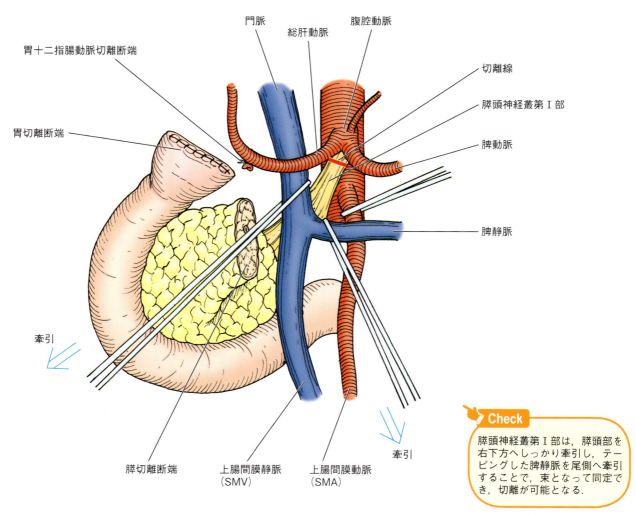

図13 膵頭神経叢第Ⅰ部の切離

Check
膵頭神経叢第Ⅰ部は，膵頭部を右下方へしっかり牽引し，テーピングした脾静脈を尾側へ牽引することで，束となって同定でき，切離が可能となる．

> point
6 上腸間膜動脈神経叢の郭清

- 前述の膵頭神経叢切離法（p.145 ～ p.147 参照）は，上腸間膜動脈（SMA）神経叢全周温存のラインで SMA 結合組織の郭清を行う場合である．SMA 神経叢郭清が必要な症例では，SMA 神経叢に割面を入れ，神経叢を SMA 外膜から剥離する．
- IPDA（単独分岐の場合），あるいは IPDA と J1A の切離においては，前述の mesenteric approach 法と同様の方法で，根部を同定した時点で切離する 図14 ．

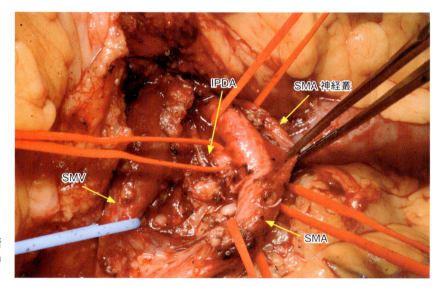

図14 上腸間膜動脈神経叢半周郭清
SMA 神経叢に割面を入れ，右側 SMA 神経叢を SMA 外膜から剥離する．

- SMA 神経叢郭清範囲に関しては，施設間で議論の余地があるが，膵頭部癌の SMA 神経叢浸潤は多くの場合，SMA 背側の神経叢を中心に浸潤するため，3 時～ 9 時方向，あるいは 4 時～ 10 時方向の半周郭清を行う．SMA 神経叢郭清操作の開始時に，SMA 神経叢に割面を入れるのは，腫瘍から離れた 3 時（あるいは 4 時）方向から行う．
- また，R0 手術を行うために SMA 神経叢全周郭清が必要な症例は，図15 のように SMA 外膜から神経叢を完全に剥離する．必要な郭清範囲で SMA 神経叢を郭清し，膵頭神経叢第 II 部の切離につなげる．

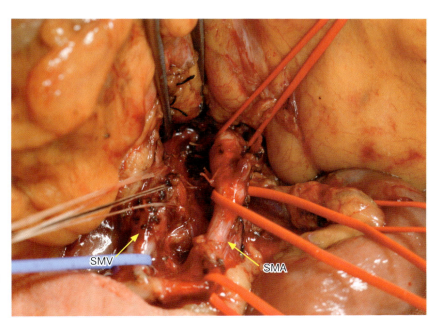

図15 上腸間膜動脈神経叢全周郭清
R0 手術を行うために SMA 神経叢を全周郭清し，SMA の外膜が露出している．

膵頭十二指腸切除術（膵頭神経叢・SMA 神経叢切除術）

- SMA神経叢郭清範囲を決定するために，術前のMDCTによる腫瘍のSMA神経叢浸潤範囲をある程度理解しておく必要はあるが，画像所見のみでは浸潤の有無は確定診断できない．また，術中所見において，SMA神経叢が硬結であっても，癌細胞の浸潤によるものか，腫瘍の随伴炎症によるものか，術前治療による瘢痕性のものかを区別することは困難である．そのため，SMA神経叢切離断端を術中迅速病理診断に提出し評価することも，R0手術を目的とした治療戦略かもしれない．
- しかしながら，生存期間延長が期待できる膵癌手術におけるSMA神経叢の郭清範囲，手術手技の確立したエビデンスは乏しく，施設間で相違があるのが現状である．
- 最も重要なことは，手術中に郭清操作について考えることはできるだけ避け，術前に術中生じ得るパターンを想定したプランニングを行った後，手術に取り組むことである．

手技のポイント

SMA神経叢は硬く，SMAに結合したリンパを含む脂肪織とSMA神経叢の間に線維組織が分布しており，SMA神経叢を温存するラインでの郭清は，剥離操作において強い力を必要としない．SMA神経叢を温存するラインの層を理解し，予定した層で剥離することで，膵癌手術において不要な出血を避けることができる．

ただし，腫瘍による随伴炎症や，術前治療による炎症・瘢痕により，全体に組織が硬結となり，層がわからない場合がある．特に術前治療を行った症例に対しては，経験豊富な外科医が執刀，あるいは指導的助手として手術に参加するべきである．

Don't!

SMA神経叢とSMA周囲結合組織の間には疎な線維組織が分布しているため，SMA神経叢を温存するラインでの剥離操作に強い力は必要ない．

SMAをテーピングする剥離操作において，もし強い抵抗を感じる場合，SMA神経叢そのものの層に入っているか，空腸動脈などをひっかけている可能性があり，無理に操作を行うと大量出血を招く危険性がある．

その際は，無理をせず，浅く広い剥離によりwindowをしっかり広げ，より安全な剥離層で進めることが重要である．

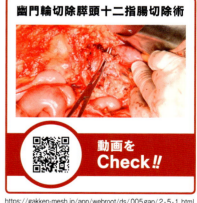

幽門輪切除膵頭十二指腸切除術

動画をCheck!!

https://gakken-mesh.jp/app/webroot/ds/005gap/2-5-1.html

> **conventional approach 法**

- Kocher 授動術から開始し，SMA 結合組織の郭清を切除操作の最終段階で行う手技（conventional approach 法）は，前述（p.142 参照）の mesenteric approach 法を代表とする SMA-first approach 法が普及するまで，多くの施設が行ってきており，世界的には現在も標準術式である．

1 膵頭部を右尾側へ牽引し，膵頭神経叢第Ⅰ部を切離

- conventional approach 法では，膵頭神経叢第Ⅰ・Ⅱ部の郭清は，Kocher 授動術，No.8～No.12 リンパ節郭清，胃，胆管，膵臓を切離した後に行う．
- 膵頭部を左手で右尾側にしっかり牽引し，SMV・門脈を左側へ牽引することで，膵頭神経叢第Ⅰ部を束として同定でき，切離する 図16 ．

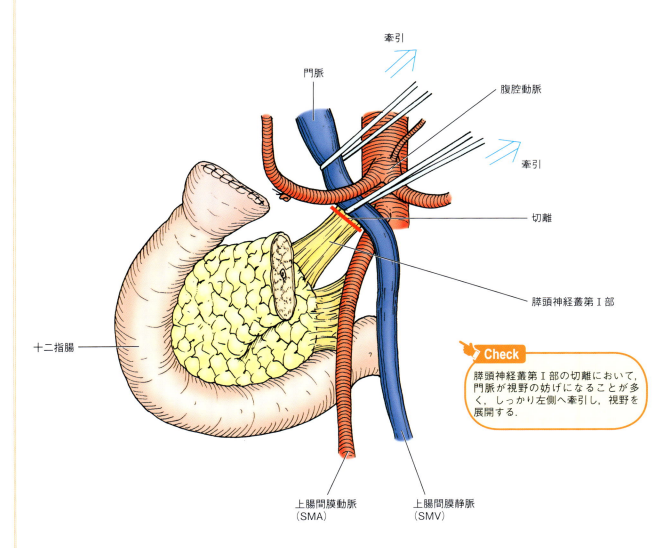

図16 膵頭神経叢第Ⅰ部の切離（conventional approach 法）

> **Check**
> 膵頭神経叢第Ⅰ部の切離において，門脈が視野の妨げになることが多く，しっかり左側へ牽引し，視野を展開する．

2' 下膵十二指腸動脈・膵頭神経叢第Ⅱ部を切離

- 続いて，膵頭神経叢第Ⅱ部の切離に移る．膵頭部を右側へしっかり牽引し，SMVを左側へ牽引すると，SMVの右側にSMAの走行が確認でき，またSMAから膵鉤部に分布する膵頭神経叢第Ⅱ部が束で同定できる．
- 術前CTで把握しておいたIPDA根部の位置で膵頭神経叢第Ⅱ部の剥離を行い，IPDAを根部で同定，切離する．その後，膵頭神経叢第Ⅱ部を頭側から尾側に向けて切離する 図17．
- 門脈・SMV浸潤のある症例では，SMVを左側へ牽引できないため，膵頭神経叢第Ⅱ部の露出が困難であるが，mesenteric approach法のようにSMVを右側に牽引し，SMAとSMVの間に膵頭神経叢第Ⅱ部を露出させ，切離する．
- ただし，mesenteric approach法の方が視野の展開は良好なため，門脈浸潤を認める膵癌ではmesenteric approach法を推奨する．

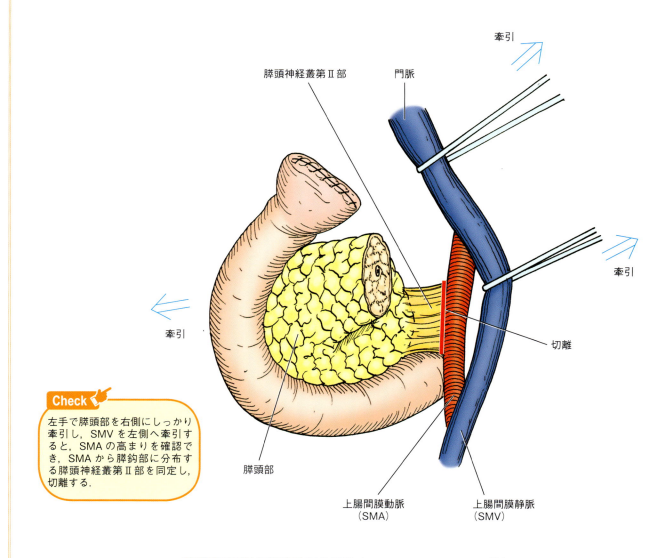

Check
左手で膵頭部を右側にしっかり牽引し，SMVを左側へ牽引すると，SMAの高まりを確認でき，SMAから膵鉤部に分布する膵頭神経叢第Ⅱ部を同定し，切離する．

図17 膵頭神経叢第Ⅱ部の切離（conventional approach法）

術後チェックポイント

 術後出血がないか，ドレーン排液の確認を行う．
 術後膵液瘻を生じた場合，SMA 神経叢郭清症例では SMA からの腹腔内出血のリスクがあるため，術後腹腔内出血に十分注意する．

起こりやすい合併症

膵頭神経叢の切離においては，膵頭十二指腸切除術において必須の手術操作であるため，特異的な合併症は特になく，膵頭十二指腸切除術の合併症である膵液瘻，胃内容排泄遅延，腹腔内膿瘍，腹腔内出血，感染症などに注意が必要である．SMA 神経叢を郭清した場合，重要な合併症は腹腔内出血と難治性下痢である．

1 腹腔内出血

SMA は外膜が露出した状態になっているため，術後膵液瘻が生じた場合，SMA 壁の脆弱化による腹腔内出血のリスクとなる．腹腔内出血の多くの場合は，まず仮性動脈瘤が発症した時点で，少量の腹腔内出血や下血などの消化管出血を認め，その後，仮性動脈瘤の破裂により大量出血となる．すなわち，仮性動脈瘤が発症した時点で，血管造影を行い，動脈瘤を確認したうえで IVR (interventional radiology) により止血できれば，救命可能である．

しかしながら，仮性動脈瘤が破裂した場合，救命は極めて困難である．すなわち，腹腔内出血を疑った場合，すぐに血管造影検査による出血源の確認が最も重要である．

2 難治性下痢

難治性下痢は個人差があるが，難治性下痢が生じると栄養状態が著しく悪化し，さらに術後補助化学療法の導入が困難となる．そのため，必要に応じて止痢剤の投薬やパンクリアーゼなどの膵酵素剤の投薬が必要である．

文 献

1) 日本膵臓学会編．膵癌取扱い規約 第 7 版．東京：金原出版；2016．
2) Nakao A, Takagi H. Isolated pancreatectomy for pancreatic head carcinoma using catheter bypass of the portal vein. Hepato-Gastroenterol 1993; 40: 426-9.
3) Nakao A. The mesenteric approach in pancreatoduodenectomy. Dig Surg 2016; 33: 308-13.
4) Hirono S, Yamaue H. Tips and ticks of the surgical technique for borderline resectable pancreatic cancer: mesenteric approach and modified distal pancreatectomy with en-bloc celiac axis resection. J Hepatobiliary Pancreat Sci 2015; 22: E4-E7.
5) Hirono S, Kawai M, Okada K, et al. Mesenteric approach during pancreaticoduodenectomy for pancreatic ductal adenocarcinoma. Ann Gastroenterol Surg 2017; 1: 208-18.

2章　膵臓

膵消化管吻合（膵腸吻合・膵胃吻合）
（Pancreato-Jejunostomy and Pancreato-Gastrostomy）

▶▶ 松山隆生，熊本宜文，遠藤　格（横浜市立大学医学部消化器・腫瘍外科学）

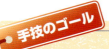 手技のゴール

- 吻合する膵臓の性状を考慮して適切な吻合法を選択できる．
- 適切な膵臓の切離ができる．
- 適切な膵臓の吻合ができる．

≫ 手技の適応・目的

- 膵腸吻合術は，主に膵頭十二指腸切除術後の膵・消化管再建で行われる．
- 膵頭十二指腸切除術は慢性膵炎などの良性膵疾患，胆管癌，膵臓癌などの悪性疾患で行われるが，疾患の性質，局在により再建する残膵の状態が異なる．
- 膵頭十二指腸切除術では膵腸吻合後の膵液瘻が合併症として多く認められる．膵液瘻は致死的合併症の1つである術後出血の主な原因であるため注意が必要である．
- 一般に随伴性膵炎を伴うような膵臓癌などの場合には残膵は硬化し，吻合する膵管も拡張している．一方，胆管癌や膵内分泌腫瘍，嚢胞性疾患の場合には，残膵は正常膵であるため脆弱で膵管径も細い．
- 残膵の性状，膵管の拡張程度を考慮して適切な吻合法を選択しなければならない．

〈当院の吻合方針〉
- 膵管-空腸全層縫合と，膵実質-空腸漿膜密着縫合を基本術式としているが，密着縫合は，膵臓癌などの硬化膵や，膵管拡張症例では垂直マットレス縫合である柿田変法[1,2]を，胆管癌などの正常膵や，膵管非拡張症例では水平マットレス縫合であるBlumgart変法[3,4]を行っている．
- 特に，膵液瘻により致死的合併症へ移行しかねない高齢者や，肝動脈合併切除再建症例，胆道再建が複数孔となる拡大肝門部胆管切除後，肝膵同時切除症例に対しては膵液完全ドレナージを行い，嵌入法による膵胃吻合を行っている．

膵切離法

手術手順

 1 膵切離 ……………………………………………… p.155

手術手技

1 膵切離

- 膵実質の切離をする際には，微小膵管の閉鎖，止血目的のために超音波凝固切開装置を用いている．
- 切離前に超音波を用いて膵管の位置を確認し，マーキングする．膵管の熱損傷を防ぐために膵管周囲はメスで切離している．特に細い膵管の場合，盲目的に超音波凝固切開装置や電気メスで膵臓を切離すると膵管を閉鎖してしまうこともあるため，注意が必要である．
- 膵臓は門脈の直上では尾側膵から頭部にかけて背側から腹側へ傾いているため，門脈へ向けて垂直に離断すると膵断面が奥まってしまい吻合が困難となる．できるだけ術者側へ向けて意識的に斜めに離断していくと，膵断面が膵臓走行に対して垂直になり，吻合が行いやすくなる 図1 ．

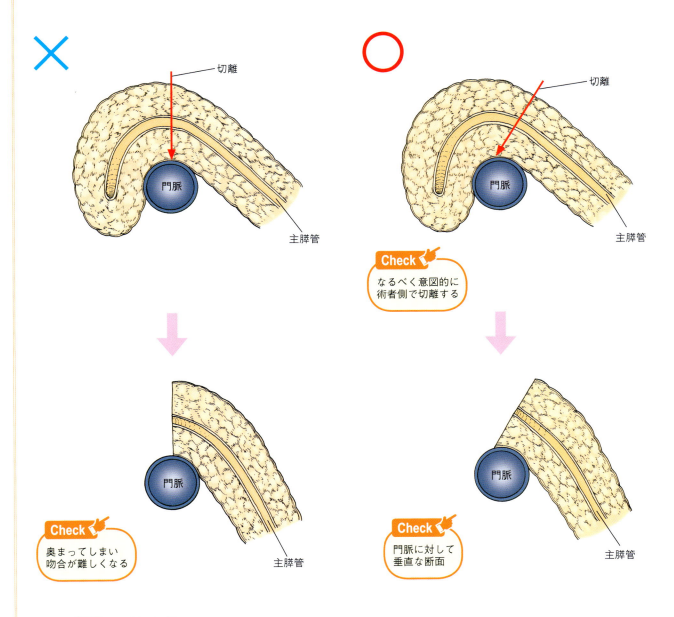

図1 膵実質の切離
盲目的に超音波凝固切開装置や電気メスで膵臓を切離すると膵管を閉鎖してしまうので注意する．

膵腸吻合

手術手順

1. 挙上空腸吻合孔の作成 p.156
2. Blumgart 変法による膵実質 - 空腸漿膜貫通密着縫合 p.157
3. (point) 膵管 - 空腸全層縫合 p.158
4. 密着縫合 p.161

手術手技

- 本稿では，膵腸吻合については，Blumgart 変法による膵実質 - 空腸漿膜貫通密着縫合と膵管 - 空腸全層縫合を解説する．

1. 挙上空腸吻合孔の作成

- 挙上空腸断端から10cmの腸間膜対側に電気メスの切開モードで空腸漿膜に5mmほどの切開を入れ，モスキートペアン鉗子で鈍的に吻合孔を開ける．
- 吻合孔は5-0 PDS®を用いて粘膜と漿膜筋層を4針縫合固定する 図2 ．

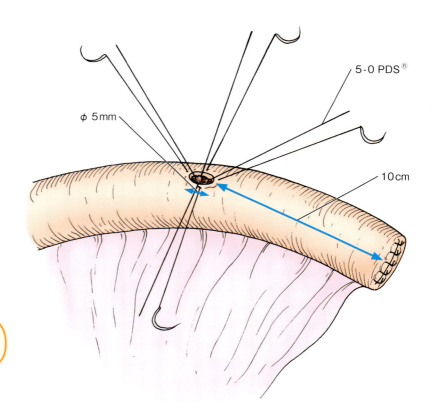

Check 粘膜と漿膜筋層を4針で縫合固定する．

図2 挙上空腸吻合孔の作成

2 Blumgart変法による膵実質-空腸漿膜貫通密着縫合

- 膵管に外科ゾンデを入れ，内腔を確保した状態で両端針の3-0プロリーン®直針を用いて，膵管を挟むように膵断端から1cmほどの膵実質に貫通させて針をかける．
- 反対側の針を空腸漿膜に腸管の長軸に沿って運針し，そのまま膵実質を貫通させる 図3A ．
- 同様の水平マットレス縫合を膵管の頭側と尾側にそれぞれかけておく 図3B ．

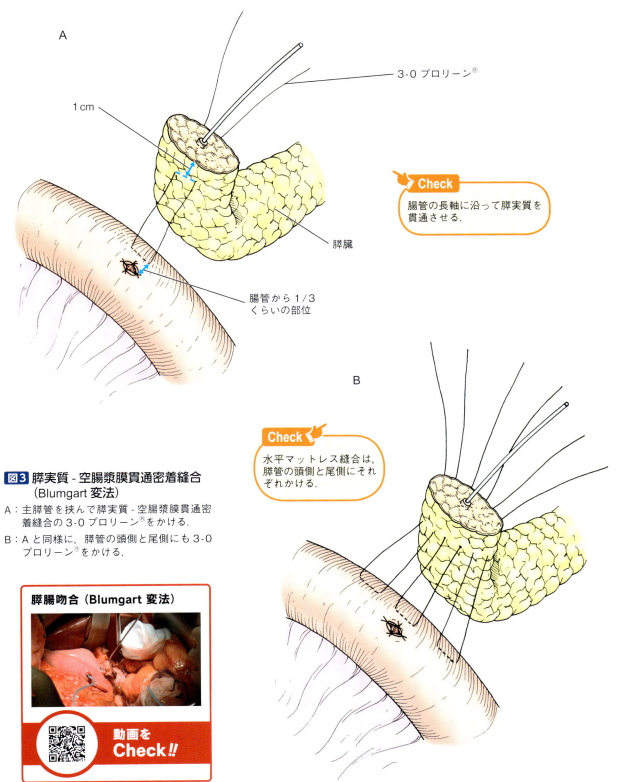

図3 膵実質-空腸漿膜貫通密着縫合（Blumgart変法）
A：主膵管を挟んで膵実質-空腸漿膜貫通密着縫合の3-0プロリーン®をかける．
B：Aと同様に，膵管の頭側と尾側にも3-0プロリーン®をかける．

膵腸吻合（Blumgart変法）
動画をCheck!!

https://gakken-mesh.jp/app/webroot/ds/005gap/2-6-1.html

膵消化管吻合（膵腸吻合・膵胃吻合）

③ 膵管 - 空腸全層縫合

- 膵管の腹側に両端針の5-0 PDS®をかける 図4A ❶. 同様に, 頭側と尾側にもかけ 図4A ❷, その間にそれぞれ1針ずつかけておく 図4A ❸.
- 確実に膵管に針をかけるために, 膵管の奥から針の彎曲を利用して膵実質も含んで運針する 図4B .

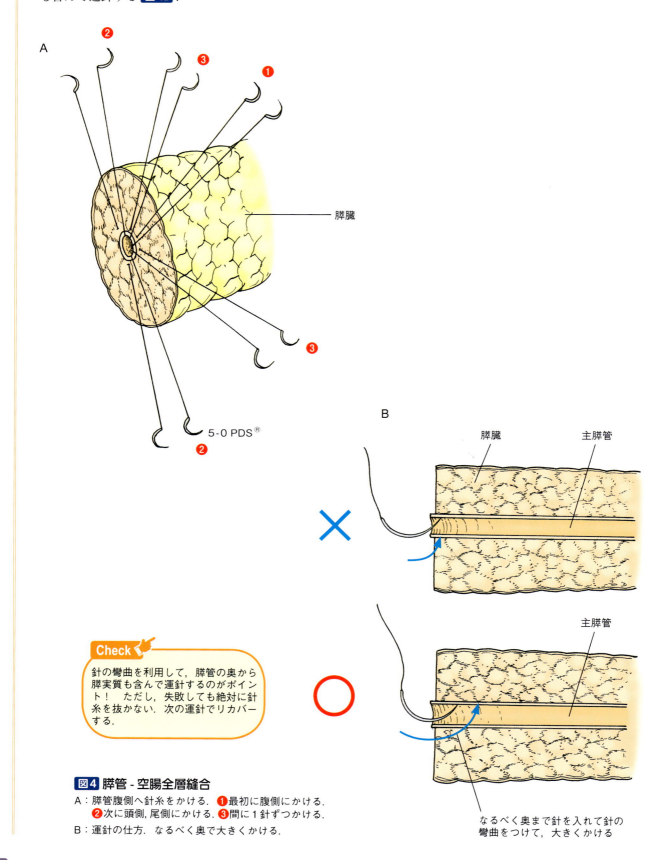

Check
針の彎曲を利用して, 膵管の奥から膵実質も含んで運針するのがポイント！ ただし, 失敗しても絶対に針糸を抜かない. 次の運針でリカバーする.

図4 膵管 - 空腸全層縫合
A：膵管腹側へ針糸をかける. ❶最初に腹側にかける. ❷次に頭側, 尾側にかける. ❸間に1針ずつかける.
B：運針の仕方. なるべく奥で大きくかける.

- 膵管の頭側，尾側の 5-0 PDS® 図5 ❶の反対側の針を吻合孔の空腸全層にかけてブルドック鉗子で両側に牽引し，片針の 5-0 PDS® を膵管の背側の真ん中から吻合孔の空腸全層にかける 図5 ❷．
- 同様に，その間に 1 針ずつかけ，全部で 5-0 PDS® を 8 針で吻合する．

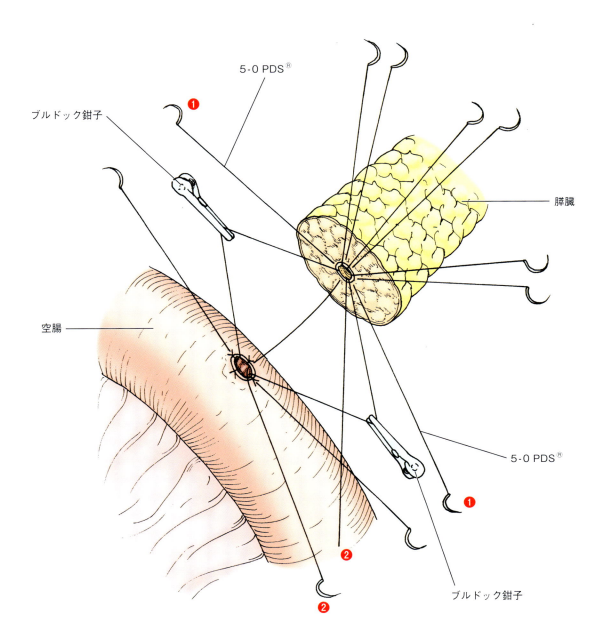

図5 膵管の背側へ針糸をかける
膵管の頭側・尾側にかけていた 5-0 PDS®❶の反対側の針を空腸吻合孔の頭側・尾側へそれぞれかける．次に，片針の 5-0 PDS® を膵管の背側から吻合孔の背側にかける❷．

- 膵管のまず頭側，尾側の 5-0 PDS® から順次結紮し，4Fr の膵管チューブを挿入して膵管背側の結紮糸で固定する 図6 ．
- その後，残りの両端針を空腸全層にかけ順次結紮する．

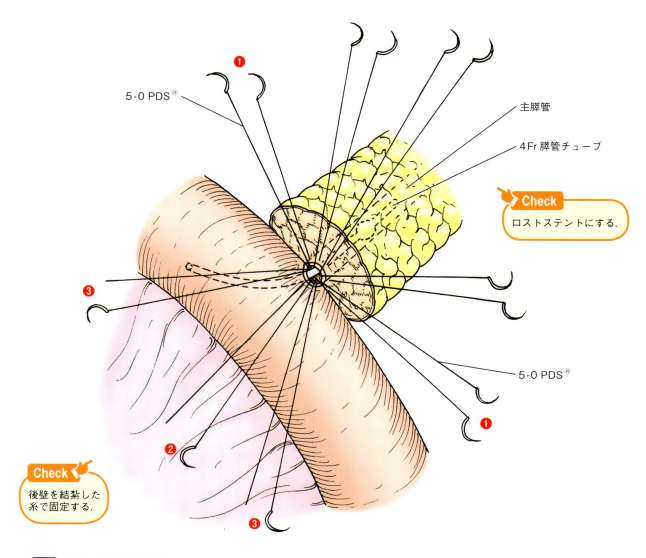

図6 膵管－空腸全層縫合
頭側・尾側の 5-0 PDS® ❶を順次結紮する．
次に，膵管背側の❷を結紮し，その後，❶と❷の間の❸を順次結紮する．

手技のポイント

膵臓を扱う際には可及的に愛護的に扱い，膵管を吻合する際には運針に注意し，決して膵管をかぎ裂きにしないように留意する．

4 密着縫合

- 最後に，貫通密着に用いた 3-0 プロリーン®の直針を空腸漿膜へ腸管の短軸方向にかけ，それぞれを結紮する 図7 .

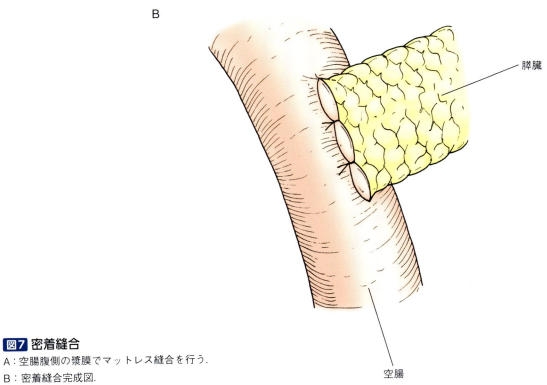

> **Check**
> 腸管の短軸方向に 3-0 プロリーン®の直針をかける．

図7 密着縫合
A：空腸腹側の漿膜でマットレス縫合を行う．
B：密着縫合完成図．

膵消化管吻合（膵腸吻合・膵胃吻合）

膵胃吻合

手術手順

1. 膵管完全ドレナージ ……………… p.162
2. 胃後壁の切開と水平マットレス縫合による固定
   ……………………………………… p.163
3. 胃前壁の切開と膵断端の固定 ……… p.164
4. 胃前壁切開部の閉鎖と胃後壁への固定 … p.164

手術手技

- 本稿では，膵胃吻合については，膵管完全ドレナージと嵌入法による膵実質 - 胃壁吻合を解説する．

1 膵管完全ドレナージ

- 櫛付き膵管チューブを固定するために，膵切離の際に若干膵実質を膵管の周りに残して，膵管をなるべく長く出す．メスで主膵管を露出させてメッツェンバウム剪刀で切開を入れて，櫛付き膵管チューブを膵管内に留置し固定する 図8A，図8B．

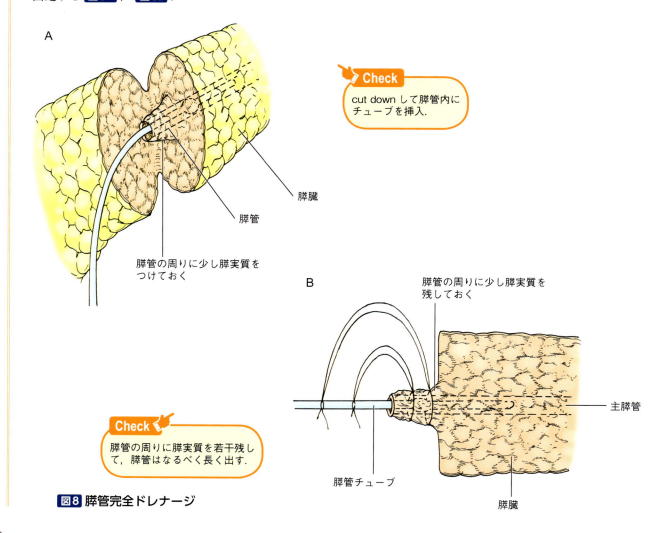

Check cut down して膵管内にチューブを挿入．

Check 膵管の周りに膵実質を若干残して，膵管はなるべく長く出す．

図8 膵管完全ドレナージ

2″ 胃後壁の切開と水平マットレス縫合による固定

- 胃断端から10cmの部位の胃後壁を，膵断端の直径の約2/3ぐらいで切開する．
- 3-0プロリーン®を膵管の頭側，尾側で膵断端から3cmの膵臓を貫通させ，胃後壁切開部から3cmの胃漿膜を胃の短軸方向にかけて，再度膵臓を貫通させておく．
- 膵管の頭側と尾側に2針かけておく 図9 ．

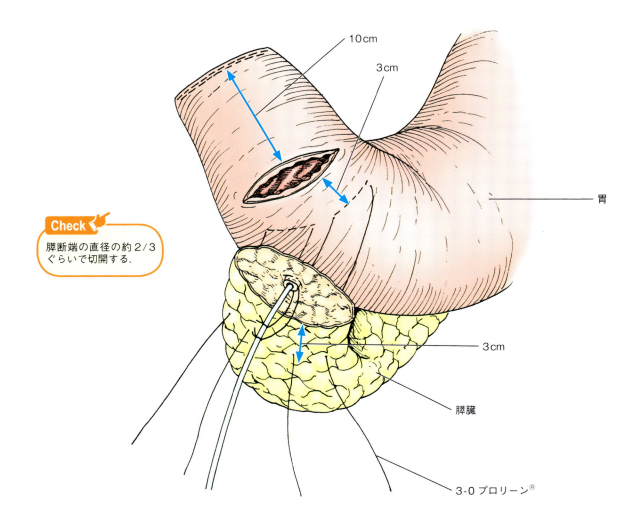

Check
膵断端の直径の約2/3 ぐらいで切開する．

図9 胃後壁切開と水平マットレス縫合による固定

膵胃吻合

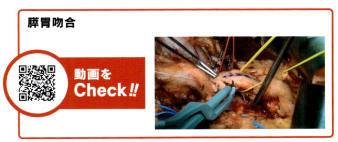

動画をCheck!!

https://gakken-mesh.jp/app/webroot/ds/005gap/2-6-2.html

3 胃前壁の切開と膵断端の固定

- 膵嵌入部の直上の胃前壁を切開し，膵断端を胃内に嵌入させる．
- 嵌入させた膵断端と胃壁全層を胃内から4-0 PDS®を全周にかけて結節縫合する．12針かけている 図10 ．

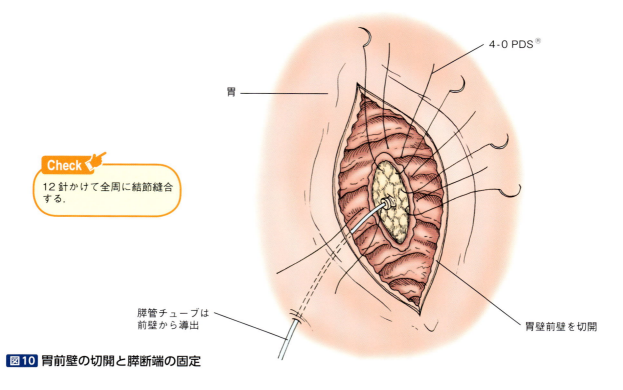

Check 12針かけて全周に結節縫合する．

図10 胃前壁の切開と膵断端の固定

4 胃前壁切開部の閉鎖と胃後壁への固定

- 膵管チューブを胃前壁から導出し，Witzel法で固定した後に胃前壁切開部を閉鎖する．
- 胃を貫通させた3-0プロリーン®を一度結紮し，再度胃後壁切開部から3cm離れた胃漿膜に短軸方向で運針し，これを結紮する 図11 ．

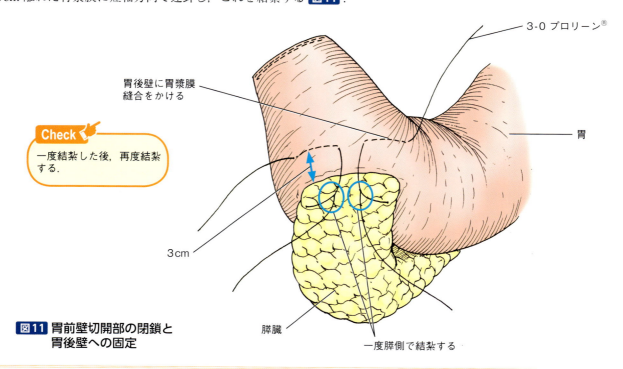

Check 一度結紮した後，再度結紮する．

図11 胃前壁切開部の閉鎖と胃後壁への固定

術後チェックポイント

☑ 膵液瘻の発生に留意し，ドレーン排液の性状や，排液中のアミラーゼ濃度の観察を行う．

☑ 膵液瘻発生時にはドレナージチューブからの造影検査などを行い，膿の広がりなどを確認して，ドレナージが適切にできるように適宜ドレナージチューブの入れ替えを行う．

☑ 膵胃吻合で膵管完全ドレナージの際には膵管チューブの排液量をよく観察し，チューブ閉塞の際にはガイドワイヤーなどで閉塞解除を適宜行う．

起こりやすい合併症

■ 膵液瘻，腹腔内出血

膵消化管吻合で最も起きやすい合併症は膵液瘻であり，膵液瘻によって引き起こされる腹腔内出血は時として致死的となる．

術後は膵消化管吻合部周囲に留置したドレーンの排液量，性状に特に注意し，膵液瘻が疑われた場合には速やかにドレーンの洗浄とドレーン造影によって膿瘍腔の大きさや，十分なドレナージが可能かについて検討しなければならない．

また，腹部造影 CT を施行し，胃十二指腸動脈断端などに仮性瘤形成がされていないかを確認しなければならない．腹部造影 CT で仮性瘤形成が疑われたり，ドレーンから前兆出血を認めた際には速やかに腹部血管造影を施行し，場合によってはコイル塞栓術を考慮しなければならない．

文 献

1 ）Kakita A, Yoshida M, Takahashi T. History of pancreaticojejunostomy in pancreaticoduodenectomy : development of a more reliable anastomosis technique. J Hepatobiliary Pancreat Surg 2001 ; 8 : 230-7.

2 ）吉田宗紀，柿田　章，高橋　毅，ほか．膵頭十二指腸切除における膵空腸吻合の工夫―膵空腸吻合法の手技と手術成績．手術 1995 ; 49 : 1392-6.

3 ）Kleespies A, Rentsch M, Seeliger H, et al. Blumgart anastomosis for pancreaticojejunostomy minimizes severe complications after pancreatic head resection. Br J Surg 2009 ; 96 : 741-50.

4 ）Fujii T, Sugimoto H, Yamada S, et al. Modified Blumgart anastomosis for pancreaticojejunostomy : technical improvement in matched historical control study. J Gastrointest Surg 2014 ; 18 : 1108-15.

2章 膵臓

門脈切除・再建
(Portal Vein Resection and Reconstruction)

▶▶ 鈴木大亮, 大塚将之（千葉大学大学院医学研究院臓器制御外科学教室）

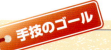

- 安全に門脈再建術ができる． ➡ 1 ～ 5
- 狭窄，屈曲，過伸展，ねじれのない吻合ができる． ➡ 5
- 浸潤範囲の評価を適切に行い最適な再建方法を選択できる． ➡ 1

≫手技の適応・目的

- 肝胆膵領域の悪性腫瘍（特に膵癌）は，解剖学的位置関係から門脈（PV），上腸間膜静脈（SMV）へ容易に浸潤するため，これらを切除するのに門脈合併切除・再建が必要となる．また肝門浸潤を伴う胆嚢癌においても，門脈浸潤があれば門脈合併切除・再建が必要となる．
- 門脈切除には大別すると，楔状切除と環状切除があり，再建法には単純閉鎖と端々吻合，自家グラフトを用いた方法に分けられる．門脈の切除長が4～5cm以上に及ぶ際には，グラフトを用いた再建が必要となる．グラフトは外腸骨静脈，内頸静脈，大伏在静脈，腎静脈が用いられている．
- グラフト選択のポイントとしては，グラフトを採取された臓器の機能が温存されること，門脈再建時の吻合径が適当であること，吻合部の開存性が保たれることが挙げられる．
- どのグラフトを用いるかは各施設により異なるが，筆者らは左腎静脈を好んで用いている[1〜3]．左腎静脈を用いる利点としては，グラフト採取において新しい皮膚切開を置くことなく同一視野で採取可能であること，血管径が門脈径とよく一致すること，卵巣（精巣）静脈などを残すことで腎臓の流出血流が維持されるため，腎静脈自体の再建が必要ないことなどが挙げられる．

≫手術中の注意点

- 門脈合併切除を実際に行う前に後述するような準備を行い，切除から再建は焦らず，かつ速やかに行う．通常，再建時間はグラフトを用いても30分前後で可能であり[2]，筆者らは門脈下大静脈シャントを作製していないが，長期の門脈遮断が予想される場合はシャント作製を考慮する[4]．
- 再建方法を適切に選択し，狭窄や屈曲，過伸展，ねじれのない吻合を行う必要がある．

≫術前準備・チェック

- MDCT（マルチスライスCT；multi-detector row CT）を用いて腫瘍と血管の位置関係，門脈・上腸間膜静脈への浸潤範囲を十分に術前に評価し，合併切除の可否およびグラフト使用の可能性を検討する．
- 腫瘍浸潤が空腸第2枝に及ぶ場合は血管径が細すぎるため，切除・再建は困難と考えられる．

>> **手術体位**

- 体位は通常の仰臥位で行う 図1．

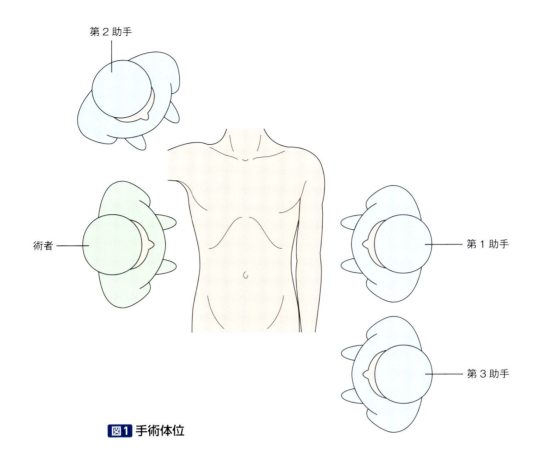

図1 手術体位

手術手順

1. 門脈／上腸間膜動静脈への浸潤の評価 … p.168
2. Kocher 授動術 ……………………………………… p.169
3. 左腎静脈グラフト採取 ……………………………… p.170

4. 門脈／上腸間膜静脈合併切除 …………………… p.171
5. 左腎静脈を用いた門脈再建術 …………………… p.173

手術手技

- 本稿では，膵頭部癌における左腎静脈グラフトを用いた門脈合併切除・再建の手技を解説する（門脈合併切除・再建以外の詳細は他稿を参照）．
- 通常の門脈合併切除・再建（端々吻合）は，この手技の片側を行うものである．楔状切除，単純閉鎖の場合は狭窄をきたさぬよう，長軸に直交する形（短軸方向）で縫合する．

門脈切除・再建

1 門脈／上腸間膜動静脈への浸潤の評価

- 膵下面において上腸間膜静脈（SMV）を同定する．
- 胃結腸静脈幹を処理して上腸間膜静脈のテーピングを行う．
- 上腸間膜静脈の左側で上腸間膜動脈（SMA）を同定，テーピングを行い，牽引しながら上腸間膜動脈右側の神経叢を切離し，下膵十二指腸動脈（IPDA）を結紮切離する．これにより上腸間膜動脈への浸潤の有無を確認し，切除可能かどうかを判断する 図2．

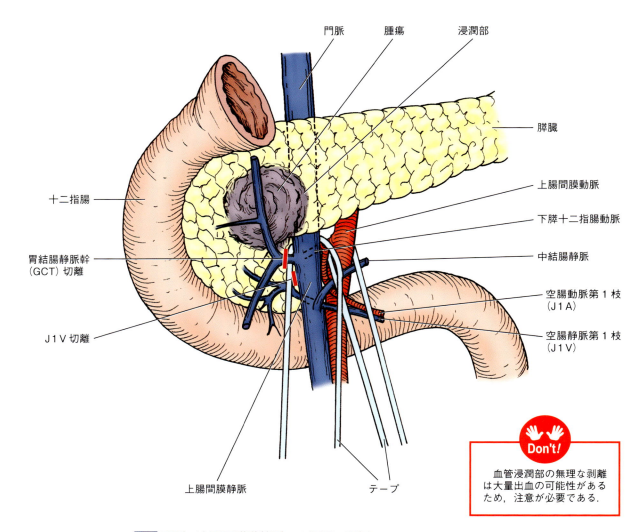

Don't! 血管浸潤部の無理な剥離は大量出血の可能性があるため，注意が必要である．

図2 門脈／上腸間膜動静脈への浸潤の評価

手技のポイント

腫瘍の進展が広範囲であり，上腸間膜静脈が横行結腸間膜の尾側からしか同定できない場合がある．このような場合，特に空腸静脈第2枝以上に浸潤が及び，再建する血管径が細い場合（およそ5mm以下）は切除を行わない．

2 Kocher授動術

- 続いて，十二指腸下行脚外側の膜を切開し，十二指腸の授動を下大静脈（IVC）前面から左腎静脈が十分に露出するまで行う．この操作によって，腫瘍と門脈／上腸間膜静脈，上腸間膜動脈の位置関係を把握する．
- トライツ靭帯授動後，近位空腸を離断し，Kocher授動術を広く左側へ進める 図3 ．
- グラフト再建が必要と考えられた場合，この時点で左腎静脈の採取を行う．
- グラフト再建の必要性が微妙な場合，4 （p.171参照）の浸潤範囲の計測後に判断し，左腎静脈の採取を行う．

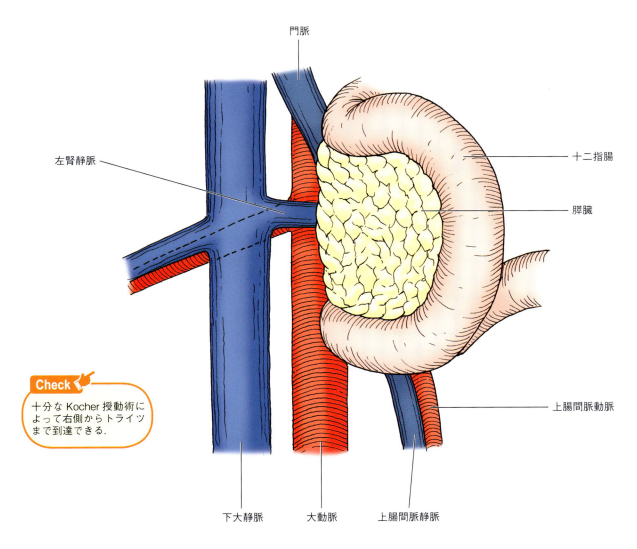

> **Check**
> 十分なKocher授動術によって右側からトライツまで到達できる．

図3 Kocher授動術

手技のポイント

前立ちが膵頭部をうまく牽引することで良好な視野で剥離ができる．

point
3 左腎静脈グラフト採取

- 2（p.169参照）により，左腎静脈を完全に露出した後，副腎静脈の細い枝を結紮切離することで長いグラフト長を確保する 図4．

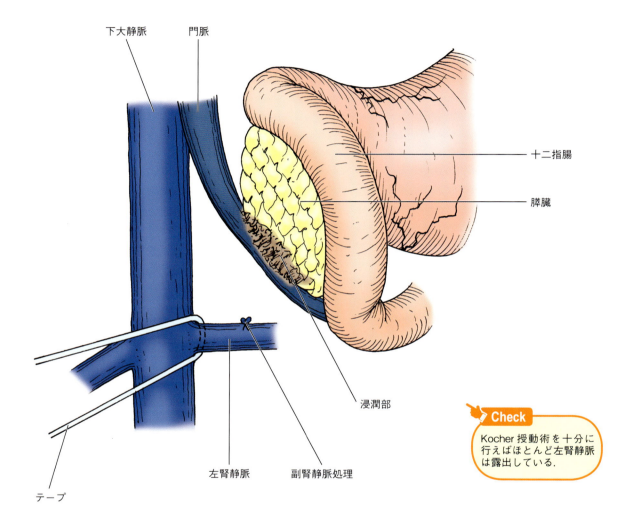

図4 左腎静脈剥離（副腎静脈処理）

> Check
> Kocher授動術を十分に行えばほとんど左腎静脈は露出している．

手技のポイント

下大静脈側は，より長いグラフトを得るために器械縫合器や結紮による閉鎖は行わない．やや下大静脈に切れ込むように左腎静脈を切離して，断端は連続縫合で閉鎖する．

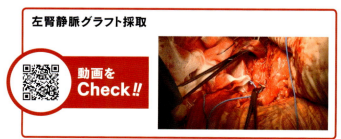

左腎静脈グラフト採取

https://gakken-mesh.jp/app/webroot/ds/005gap/2-7-1.html

- 下大静脈の片側クランプを行い，左腎静脈の左側は奇静脈と卵巣（精巣）静脈の合流部より右側で鋭的に切離する．
- 下大静脈側は 4-0 非吸収糸の連続縫合で閉鎖する 図5．通常，この方法で約 4cm のグラフト採取が可能である．
- 採取後のグラフトは速やかにヘパリン加生食に浸しておく．

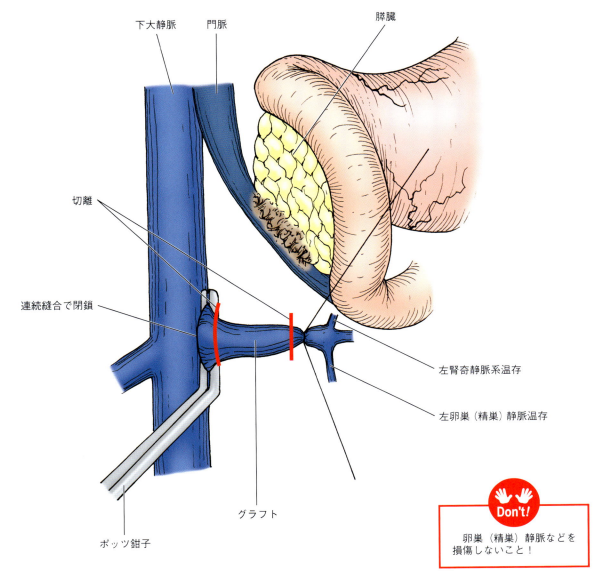

図5 左腎静脈グラフト採取

Don't！
卵巣（精巣）静脈などを損傷しないこと！

point

4 門脈／上腸間膜静脈合併切除

- 胆嚢を剥離し，総胆管を切離，固有肝動脈・門脈の同定，テーピングを行い，肝十二指腸間膜の処理，リンパ節郭清を行う．
- 胃を切離し，胃十二指腸動脈を結紮切離し，膵後面で浸潤部を避けて左側寄りで門脈／上腸間膜静脈のトンネリングを行う（詳細は他稿を参照）．
- 腫瘍から十分距離をとり，門脈の左側で膵臓を切離する．
- 膵頭部から門脈／上腸間膜静脈への細い枝を処理すると，正確な浸潤範囲が確認できる．浸潤範囲の計測を行い，この時点での術中判断により最終的にグラフトを使用するか否かを決定している（目安としては，門脈／上腸間膜静脈浸潤 3cm 以上）．

- 門脈遮断時間の短縮を目的とし，上腸間膜動脈周囲の神経叢，残存結合組織をすべて切離した後，門脈／上腸間膜静脈の浸潤部のみが摘出標本とつながっている状態とし，門脈／上腸間膜静脈の頭側と尾側をそれぞれ遮断し，可能な限り短く門脈／上腸間膜静脈を腫瘍とともに切除する 図6 ．
- 脾静脈と門脈／上腸間膜静脈の合流部に浸潤を認めた際には脾静脈は結紮切離する．

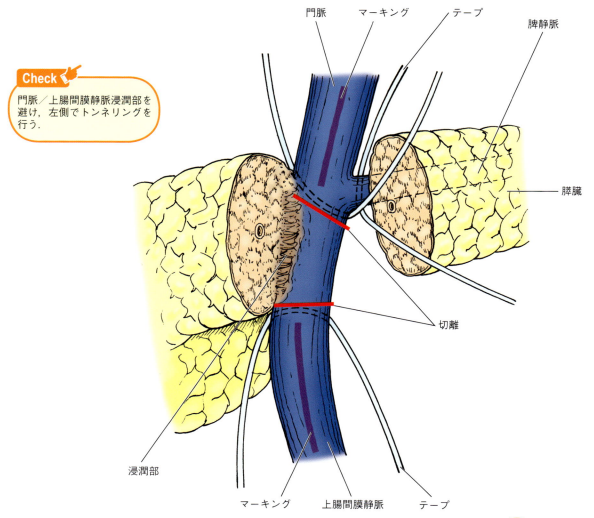

Check
門脈／上腸間膜静脈浸潤部を避け，左側でトンネリングを行う．

Don't!
門脈／上腸間膜静脈の浸潤部以外の部分を残して，先に門脈／上腸間膜静脈を切除しないこと．門脈／上腸間膜静脈切除後にさらなる剥離が必要となり，遮断時間が長くなる．

図6 門脈／上腸間膜静脈合併切除

手技のポイント

上腸間膜動脈周囲の神経叢，残存結合組織をすべて切離した後に門脈／上腸間膜静脈の切除とともに標本摘出することで門脈遮断時間の短縮が図れる．

5 左腎静脈を用いた門脈再建術

- 採取したグラフトの上端,下端の左右2箇所ずつに6-0非吸収糸をかけ4点支持とする.
- グラフトを門脈／上腸間膜静脈切除部に置き,まず空腸側より縫合を行う.6-0非吸収糸のintraluminal連続縫合によって後壁から縫合し 図7 ,次いで前壁をover and over sutureで閉鎖する 図8 .
- 吻合後,狭窄や屈曲などの不安がある場合は再吻合を考慮する.また,浸潤距離が短く,グラフトを用いないで楔状切除,単純閉鎖を行った場合でも,狭窄や屈曲を認めた場合は,躊躇せず環状切除,端々吻合による再々建を行う.

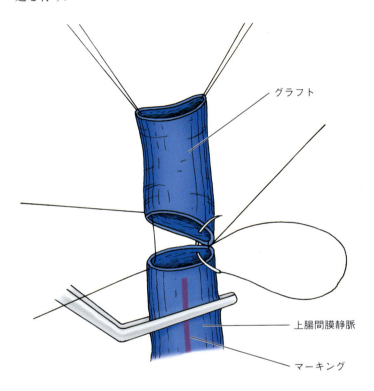

図7 グラフト-上腸間膜静脈の吻合(後壁)

Check 速やかに行う必要があるが,落ち着いて行うことが大切である.

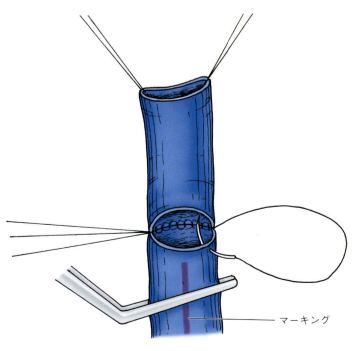

図8 グラフト-上腸間膜静脈の吻合(前壁)

手技のポイント

結紮時は遮断鉗子を吻合部より肝側へかけ直し，血管を膨らませたうえで結紮する 図9．

吻合時のねじれ予防のため，切離前に門脈／上腸間膜静脈の切離ラインの中枢側，末梢側の前壁中央に，長軸方向にマーカーを用いてマーキングを行う．

門脈を膨らませていない状態で結紮してはいけない．もし門脈を膨らませずに結紮する場合は必ず growth factor をおくこと．狭窄の原因となる！

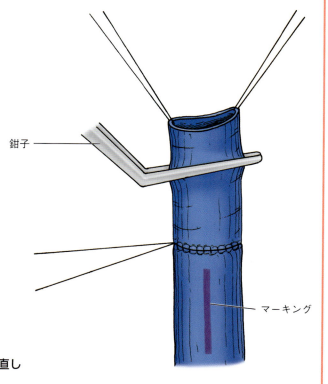

図9 結紮時，鉗子かけ直し

- 次いで，同様に肝側の縫合を行う 図10．吻合中は適宜ヘパリン生食を内腔へ散布し血栓形成を予防する．

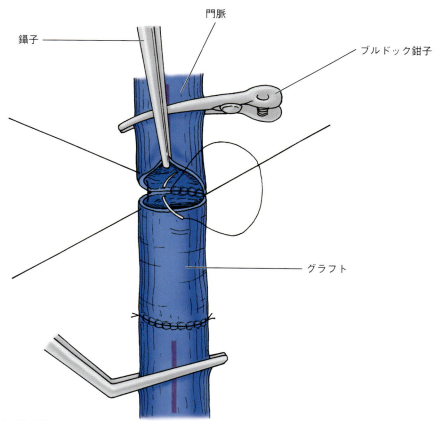

図10 グラフト - 門脈吻合（後壁）

- 再建終了後，狭窄，屈曲，過伸展，ねじれがないことを確認する 図11．
- 術中超音波検査を行い，門脈血流の評価を行う．
- 左腎静脈グラフトを用いた場合の術後の腎機能は，腎レノグラムによる術前と術後の分腎機能の比較評価で術後の低下を認めず，臨床上も問題を認めていない[5]．

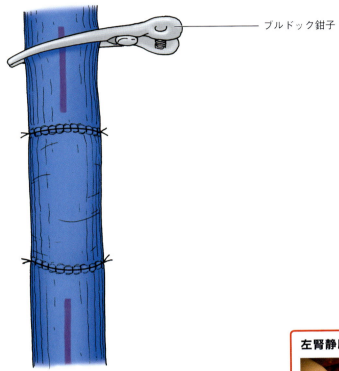

図11 吻合終了

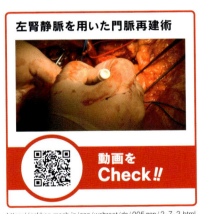

左腎静脈を用いた門脈再建術

動画を Check!!

https://gakken-mesh.jp/app/webroot/ds/005gap/2-7-2.html

術後チェックポイント

- ✓ 超音波検査により門脈血流の評価を行う．
  筆者らは少なくとも1週間は連日施行している．またFDP（フィブリン分解産物；fibrin degradation product），D-ダイマーの測定も併せて行い，門脈血栓が疑われた際は速やかに造影CTで確認する．

- ✓ 抗凝固剤の投与を行う．
  抗凝固剤の投与に関しては，筆者らは術翌日から術後1週間程度まで，ヘパリンをAPTT（活性化部分トロンボプラスチン時間；activated partial thromboplastin time）が1.5〜2.0倍になるように調整し持続投与している．

門脈切除・再建

起こりやすい合併症

1 門脈血栓症

　最も注意すべき合併症は門脈血栓症である．FDP，D-ダイマーの測定を行う（肝切除後のデータではあるが，筆者らの検討では門脈血栓症の88％で上昇を認めている[6]）とともに，超音波検査による門脈血流評価を行う．ただし，超音波による評価では門脈血栓の診断率は56％程度[6]であり，門脈血栓症が各種検査で疑われた場合は速やかに造影CT検査を行う必要がある．

　門脈血栓症の診断がなされた場合，明らかなコンセンサスはないが，筆者らのデータでは，早期（術後5病日以下）であれば血栓除去を考慮し，それ以降であれば，ヘパリンなどを用いた抗凝固療法を行う[6]．

2 門脈狭窄

　門脈狭窄をきたさないよう吻合することが重要であるのは言うまでもない．術後早期に門脈狭窄を認めた場合，グラフトを用いた再々建も考慮する．

　膵切除の際の門脈合併切除であれば，術後に狭窄をきたしても側副血行路の発達により問題とならないこともあるが，下血など門脈圧亢進症に伴う症状を認める場合，門脈ステント留置を考慮する．

文 献

1) Miyazaki M, Itoh H, Kaiho T, et al. Portal vein reconstruction at the hepatic hilus using a left renal vein graft. J Am Coll Surg 1995; 180: 497-8.

2) Yoshitomi H, Kato A, Shimizu H, et al. Tips and tricks of surgical technique for pancreatic cancer: portal vein resection and reconstruction (with videos). J Hepatobiliary Pancreat Sci 2014; 21: E69-74.

3) 高野重紹, 吉富秀幸, 清水宏明, ほか. 血行再建時の静脈グラフト選択のポイント 左腎静脈グラフトによる門脈再建術. 臨床外科 2017; 72: 204-7.

4) Nakao A, Nonami T, Harada A, et al. Portal vein resection with a new antithrombogenic catheter. Surgery 1990; 108: 913-8.

5) Suzuki T, Yoshidome H, Kimura F, et al. Renal function is well maintained after use of left renal vein graft for vascular reconstruction in hepatobiliary-pancreatic surgery. J Am Coll Surg 2006; 202 :87-92.

6) Kuboki S, Shimizu H, Ohtsuka M, et al. Incidence, risk factors, and management options for portal vein thrombosis after hepatectomy: a 14-year, single-center experience. Am J Surg 2015; 210: 878-85.

索引

A
Albert 縫合 ················· 70
American style ············ 5, 17
APTT (activated partial thromboplastin time) ··············· 175
artery first approach 法 ········· 142

B
B6 ························· 24
Billroth-Ⅱ法 ················ 28
Blumgart 変法 ··············· 157
BR-A (borderline resectable-artery) 膵癌 ························· 140
BR-PV (borderline resectable-portal vein) 膵癌 ················· 140

C
CA 19-9 ···················· 2
Calot 三角 ············· 5, 18, 63
　　──の剥離 ··············· 6
CEA ······················· 2
conventional approach 法 ······· 151
CVS (critical view of safety) ······· 2, 19
cystic plate ················ 44
C アーム ··················· 23
C チューブ ··············· 36, 92

D
D2 リンパ節郭清 ············· 40
DIC-CT (drip infusion cholangiographic-computed tomography) ········ 2, 16, 28, 60
D-ダイマー ················· 175

E
ENBD (endoscopic nasobiliary drainage) ···················· 14, 24, 39
　　──造影 ················ 24
ERC (endoscopic retrograde cholangiography) ············· 2, 16
ERCP (endoscopic retrograde cholangiopancreatography) ········ 28, 60, 85
EST (endoscopic sphincterotomy) ························· 28, 85
EUS (endoscopic ultrasonography) ····· 2

F
FDP (fibrin degradation product) ··· 175
feeding チューブ ············· 78
French style ················ 6
fundus first 法 ·············· 24

G
Gerota 筋膜 ················ 119

H
HALS (Hand-Assisted Laparoscopic Surgery) ··············· 132

Hartmann 嚢 ··············· 5

I
ICG (indocyanine green) ········· 26
　　──蛍光法 ··············· 26
infundibulum-cystic duct junction ······ 5
IPMN (intraductal papillary mucinous neoplasm) ············· 118, 130
ISGPF (International Study Group of Pancreatic Fistula) ········· 129
IVR (interventional radiology) ······· 153

K
Kimura procedure ············ 130
Kocher 授動術 ········· 34, 42, 50, 86, 151, 169

L
LC (laparoscopic cholecystectomy) ··· 16
Lembert 縫合 ··············· 70

M
MCN (mucinous cystic neoplasm) ··· 118
MDCT (multi-detector row CT) ······ 47, 48, 60, 96, 141, 166
mesenteric approach 法 ········· 142
MRCP (magnetic resonance cholangiopancreatography) ····· 2, 16, 28, 60, 86

N
narrow segment ············· 64
No.8 リンパ節 ··············· 124
No.8a リンパ節の同定 ·········· 51
No.16 リンパ節のサンプリング ········ 50

O
open laparoscopy 法 ··········· 3

P
PD (pancreaticoduodenectomy) ········ 72
PNET (primitive neuroectodermal tumor) ··················· 130
POPF (post-operative pancreatic fistula) ·················· 109
Pringle 法 ················· 43
PTGBD (percutaneous transhepatic gallbladder drainage) ·········· 24

R
reduced port surgery ··········· 4
rendezvous technique ··········· 39
Rouviere 溝 ················ 5
Roux-en-Y 法 ········· 28, 45, 67

S
S4 のベースライン ············· 5
SCN (serous cystic neoplasm) ······· 130
sentinel node ················ 5

SMA 神経叢 ················ 140
SpDP ····················· 138
Spiegel 葉 ·················· 46
SPN (solid-pseudopapillary neoplasm) ·················· 110, 118, 130
SSI (surgical site infection) ······ 71, 129
SS-inner ··················· 7
SS-outer ··················· 7
Stamm 法 ·················· 90

T
Toldt's fusion fascia ········· 119, 130
T チューブ ················· 28
　　──の形成 ··············· 37

W
Warshaw 法 ················ 130
Witzel 法 ··············· 69, 90, 164

Z
Z 縫合閉鎖 ················· 56

あ
アトムチューブ® ·············· 28

い
胃管 ····················· 93
胃結腸静脈幹 ··············· 144
胃後壁の切開 ··············· 163
遺残結石 ················ 14, 39
胃十二指腸動脈 ············ 51, 73
胃切除術 ·················· 28
胃前壁の切開 ··············· 164
一次閉鎖 ·················· 36
胃内容排泄遅延 ·············· 153
胃脾間膜 ·················· 123
インスリノーマ ·············· 110
インスリン ················· 129
インドシアニングリーン ········· 26

う
ウィンスロー孔 ··············· 34

え
遠位胆管癌 ················· 48

お
横行結腸間膜 ··············· 143

か
開腹ドレナージ術 ············· 94
核出 ····················· 117
拡張胆管 ·················· 60
拡張胆管内胆汁 ·············· 63
下十二指腸角 ··············· 143
下膵十二指腸動脈 ············· 145
仮性動脈瘤 ·············· 117, 153

索 引

活性化部分トロンボプラスチン時間
　　　　　　　　　　　　　　175
肝外胆管切除 …………………… 42
肝十二指腸間膜 ………………… 48
　　──リンパ節郭清 ………… 42
環状切除 ………………………… 166
肝切除 …………………………… 43
肝内胆管拡張 …………………… 46
肝内胆管癌 ……………………… 48
肝内胆管結石 …………………… 71
肝門板 …………………………… 40
肝門部グリソン鞘 ……………… 47
肝門部胆管 ……………………… 73
　　──の剥離 ………………… 64
肝門部胆管癌 …………………… 84
肝離断 …………………………… 43

き

逆 L 字切開 …………………… 30
急性膵炎 …………………… 39, 94
急性胆嚢炎 ……………………… 24
共通管開放手術 ………………… 85
挙上空腸吻合孔 ………………… 156
緊急開腹止血術 ………………… 39

く

空腸間膜 ………………………… 143
空腸空腸吻合 …………………… 70
空腸後壁 ………………………… 68
空腸動脈第 1 枝 ………………… 144
クーパー剪刀 …………………… 100
グラフト ………………………… 166

け

経カテーテル的動脈塞栓術 …… 39
経挙上空腸の胆管外瘻チューブ … 78
経静脈的胆道造影 CT …………… 2
経胆嚢管的腹腔鏡下胆管結石切石術 … 18
経皮経肝胆嚢ドレナージ ……… 24
経皮ドレナージ術 ……………… 94
経鼻内視鏡下胆道ドレナージ … 14
結合組織 ………………………… 115
楔状切除 ………………………… 166
結節縫合 …… 37, 45, 70, 91, 138, 164
血流障害 ………………………… 68
原始神経外胚葉性腫瘍 ………… 130

こ

コイル塞栓術 …………………… 165
抗凝固剤 ………………………… 175
後上膵十二指腸動脈 …………… 42
固有肝動脈 ……………………… 64

さ

細菌培養 ………………………… 62
臍の切開 ………………………… 3
臍の翻転 ………………………… 3
左右肝管の切開 ………………… 67
左右肝管の縫合 ………………… 67

サンプチューブ ………………… 90

し

磁気共鳴胆道膵管撮影 …… 2, 16, 28,
　　　　　　　　　　　　60, 86
自動縫合器 ……………………… 107
十二指腸減圧 …………………… 85
　　──チューブ ……………… 90
十二指腸切開 …………………… 87
十二指腸乳頭形成術 …………… 85
十二指腸の閉鎖 ………………… 91
十二指腸閉鎖部縫合不全 ……… 94
手術部位感染 …………… 71, 129
主膵管 …………………………… 98
主膵管開口部 …………………… 88
主膵管部の縫合 ………………… 105
術後出血 ………………………… 39
術後膵液瘻 ……………………… 109
術後膵炎 ………………………… 39
術中迅速病理診断 ……………… 73
術中胆道鏡 ……………………… 35
術中胆道造影 …………………… 16
腫瘍被膜 ………………………… 116
腫瘍マーカー …………… 2, 60, 119
漿液性嚢胞腫瘍 ………………… 130
上腸間膜静脈 …………… 143, 168
上腸間膜動脈 ……… 119, 140, 168
上腹部正中切開 ………… 30, 41
漿膜切開 ………………………… 6
小網の切開 ……………………… 51
除石治療 ………………………… 28
腎筋膜前葉 ……………………… 119
腎前筋膜 ………………………… 119

す

膵胃吻合 ………………………… 162
膵液アミラーゼ ………………… 94
膵液瘻 …………… 59, 71, 117, 129,
　　　　　　　139, 153, 165
膵炎 ……………………………… 85
膵癌 ……………… 118, 140, 166
膵管完全ドレナージ …………… 162
膵管 - 空腸全層縫合 …………… 158
膵管チューブ …………… 89, 160
膵管内乳頭粘液性腫瘍 …… 118, 130
膵管の確保 ……………………… 89
膵結紮 …………………………… 100
膵酵素 …………………………… 62
膵実質 - 空腸漿膜貫通密着縫合 … 157
膵腫瘍 …………………………… 110
膵腫瘍核出術 …………………… 110
膵腫瘍根治切除術 ……………… 110
膵上縁の剥離 …………………… 124
膵上下縁の処理 ………………… 99
膵消化管吻合 …………………… 154
膵神経内分泌腫瘍 ……………… 118
膵切離 ……… 96, 116, 128, 138, 155
膵前筋膜 ………………………… 119
膵体尾部周囲の解剖 …………… 119

膵体尾部切除術 ………… 96, 118
膵体尾部の脱転 ………………… 137
膵・胆管合流異常 ……………… 60
膵断端の固定 …………………… 164
膵断端の止血 …………………… 101
膵中央切除術 …………………… 96
膵腸吻合 ………………………… 156
膵頭十二指腸切除術 ……… 48, 72, 96,
　　　　　　　　　140, 154
膵頭神経叢 ……………………… 140
　　──第 I 部 ………………… 140
　　──第 II 部 ……………… 140
膵頭部後面郭清 ………………… 56
膵内胆管 ………………………… 64
　　──剥離部 ………………… 71
膵内分泌腫瘍 …………………… 114
膵粘液性嚢胞腫瘍 ……………… 118
膵のトンネリング ……… 97, 126
膵被膜 …………………………… 119
　　──の切開 ………………… 113
水平マットレス縫合 …………… 163
スパーテル ……………………… 75

せ

精巣静脈 ………………………… 171
切除可能膵癌 …………………… 140
全肝阻血法 ……………………… 43
前区域グリソン鞘 ……………… 43
穿刺ドレナージ ………………… 109
前哨リンパ節 …………………… 5
尖刃刀 …………………………… 33
せん妄 …………………………… 84

そ

造影チューブトラブル ………… 27
総肝管 …………………………… 64
総肝動脈 ………………………… 51
　　──の露出 ………………… 124
総胆管結石 ……………… 28, 85
　　──の除去 ………………… 33
総胆管切開術 …………………… 28
総胆管乳頭部 …………………… 42
総胆管の切離 …………………… 53
総胆管の固定 …………………… 53
総胆管の横切開 ………………… 32
総胆管の露出 …………………… 32

た

タバコ縫合 ……………………… 62
胆管炎 …………………………… 71
　　──予防 …………………… 55
胆管カニュレーション ………… 28
胆管狭窄 ………………… 14, 44
胆管空腸吻合 …………… 45, 67, 72
胆管空腸吻合部狭窄 …………… 71
胆管結石 ………………………… 14
胆管切除 ………………………… 77
胆管切除術 ……………………… 60
胆汁漏 …………… 15, 27, 39, 47, 71, 84

胆石 ……………………………………… 28
胆道癌 …………………………………… 60, 73
胆道感染 ………………………………… 94
胆道造影チューブ ……………………… 21
胆道走行異常症例 ……………………… 17
胆道損傷 ………………………………… 18, 27
胆道直接造影 …………………………… 65
胆道ドレナージチューブ ……………… 53, 69
胆囊亜全摘術 …………………………… 24
胆囊管 …………………………………… 9
　──の切開 ……………………………… 20
　──の切離 ……………………………… 10
胆囊癌 …………………………………… 40, 48, 166
胆囊管結石の遺残 ……………………… 9
胆囊管切開法 …………………………… 18
胆囊頸部 ………………………………… 9, 25
胆囊結石症 ……………………………… 2
胆囊床 …………………………………… 11
胆囊床肝切除 …………………………… 40
胆囊床切除術 …………………………… 40
胆囊腺筋症 ……………………………… 2
胆囊穿刺法 ……………………………… 25
胆囊体部 ………………………………… 11
胆囊底部 ………………………………… 12
胆囊摘出 ………………………………… 92
胆囊摘出術 ……………………………… 28
胆囊動脈 ………………………………… 9
　──の切離 ……………………………… 10
胆囊内胆汁 ……………………………… 62
胆囊の挙上 ……………………………… 4
胆囊の摘出 ……………………………… 14
胆囊の遊離 ……………………………… 62
胆囊剥離 ………………………………… 11
胆囊板 …………………………………… 9, 44
胆囊ポリープ …………………………… 2

ち
遅発性胆汁漏 …………………………… 44
中結腸静脈 ……………………………… 143
中結腸動脈 ……………………………… 143
超音波凝固切開装置 …………………… 102, 115
超音波内視鏡検査 ……………………… 2
超音波プローブ ………………………… 98

て
点滴静注胆囊造影 CT …………………… 16, 60
点滴静注胆囊胆管造影 ………………… 28

と
糖尿病 …………………………………… 129
動脈変異 ………………………………… 48
戸谷Ⅳ-A 型 ……………………………… 67
トライツ靱帯 …………………………… 45, 70

な
内視鏡的逆行性胆管膵管造影 ………… 28,
　　　　　　　　　　　　　　　　　60, 85
内視鏡的逆行性胆道造影 ……………… 2, 16
内視鏡的経鼻胆管ドレナージ ……… 24, 39

内視鏡的乳頭切開術 …………………… 28, 85
難治性下痢 ……………………………… 153

に
乳頭括約筋 ……………………………… 85
乳頭近傍腫瘍 …………………………… 85
乳頭切開 ………………………………… 88, 93
乳頭把持 ………………………………… 87
乳糜漏 …………………………………… 129

ね
ネラトンカテーテルによる洗浄 ……… 33

の
膿瘍形成 ………………………………… 117
膿瘍腔 …………………………………… 84

は
肺炎球菌ワクチン ……………………… 129
剥離層 …………………………………… 114
バスケット鉗子 ………………………… 28
バルーンカテーテル …………………… 28

ひ
脾下極 …………………………………… 122
脾結腸靱帯 ……………………………… 122
脾上極 …………………………………… 123
脾静脈 …………………………………… 118
　──損傷 ……………………………… 134
　──の処理 …………………………… 136
　──の同定 …………………………… 133
脾静脈分枝の結紮 ……………………… 134
脾静脈分枝の切離 ……………………… 134
尾状葉 …………………………………… 46
脾臓の脱転 ……………………………… 122, 132
左肝尾状葉切除 ………………………… 80
左腎静脈グラフト採取 ………………… 170
左腎静脈剥離 …………………………… 170
脾動静脈および脾温存膵体尾部切除術
　　　　　　　　　　　　　　　　　… 130
脾動静脈の温存 ………………………… 137
脾動脈 …………………………………… 118
脾動脈分枝の結紮 ……………………… 137
脾動脈分枝の切離 ……………………… 137
被膜損傷 ………………………………… 116
標本摘出 ………………………………… 43

ふ
フィブリン糊 …………………………… 135
フィブリン分解産物 …………………… 175
フォガティーカテーテル ……………… 28
腹腔鏡下胆囊摘出術 …………………… 2, 16
腹腔内出血 …… 59, 109, 117, 153, 165
腹腔内膿瘍 ………… 59, 109, 117, 153
副腎静脈処理 …………………………… 170
腹膜炎（ドレナージチューブ抜去後）… 94
吻合部後壁の運針 ……………………… 74, 78, 81
吻合部後壁の縫合 ……………………… 75, 79, 82
吻合部前壁の運針 ……………………… 76, 79, 82

吻合部前壁の縫合 ……………… 76, 79, 82

へ
別孔の吻合 ……………………………… 83

ほ
縫合固定 ………………………………… 88, 93
縫合不全 ………………………………… 84
縫合閉鎖 ………………………………… 36

ま
マーキング ……………………………… 174
マットレス縫合 ………………………… 99
マルチスライス CT ……………… 47, 48, 60,
　　　　　　　　　　　　　　96, 141, 166

み
右胃動脈 ………………………………… 73
右肝動脈 ………………………………… 33, 43, 64
右肝尾状葉切除 ………………………… 77
右肋骨弓下切開 ………………………… 30
密着縫合 ………………………………… 161

め
メッツェンバウム剪刀 ………………… 33
メリーランド型鉗子 …………………… 114

も
モリソン窩 ……………………………… 38
門脈圧亢進症 …………………………… 176
門脈合併切除 …………………………… 166
門脈狭窄 ………………………………… 176
門脈血栓症 ……………………………… 176
門脈再建 ………………………………… 166
門脈／上腸間膜静脈合併切除 ………… 171
門脈全長剥離 …………………………… 57
門脈の同定 ……………………………… 52
門脈の露出 ……………………………… 124
門脈本幹の露出 ………………………… 55

ゆ
癒合筋膜 ………………………………… 119
幽門輪切除膵頭十二指腸切除術 ……… 150

ら
卵巣静脈 ………………………………… 171

り
良性・低悪性度膵腫瘍 ………………… 118
リンパ節郭清 …………………………… 48
リンパ漏 ………………………………… 129

れ
連続縫合 ………… 36, 55, 70, 135, 170

ろ
瘻孔形成 ………………………………… 90

索引　179

ビジュアルサージカル

消化器外科手術 胆道・膵臓
標準手技のポイントをイラストと動画で学ぶ

| 2019 年 7 月 5 日 | 第 1 版 　第 1 刷発行 |
| 2023 年 7 月 19 日 | 第 1 版 　第 2 刷発行 |

編　集	遠藤　格
編集委員	上西　紀夫　　正木　忠彦
	山本　雅一　　遠藤　格
発行人	土屋　徹
編集人	小袋　朋子
発行所	株式会社Gakken
	〒 141-8416 東京都品川区西五反田 2-11-8
印刷所	凸版印刷株式会社

●この本に関する各種お問い合わせ先
　本の内容については，下記サイトのお問い合わせフォームよりお願いします.
　　https://www.corp-gakken.co.jp/contact/
　在庫については　　Tel 03-6431-1234（営業）
　不良品（落丁，乱丁）については　　Tel 0570-000577
　　学研業務センター　〒 354-0045 埼玉県入間郡三芳町上富 279-1
　上記以外のお問い合わせは　　Tel 0570-056-710（学研グループ総合案内）

©I. Endo 2019 Printed in Japan

本書の無断転載，複製，複写（コピー），翻訳を禁じます.
本書に掲載する著作物の複製権・翻訳権・上映権・譲渡権・公衆送信権（送信
可能化権を含む）は株式会社Gakken が管理します.
本書を代行業者等の第三者に依頼してスキャンやデジタル化することはたとえ
個人や家庭内の利用であっても，著作権法上，認められておりません.

動画の配信期間は，最終刷の年月日から起算して 3 年間を目処とします.
なお，動画に関するサポートは行っておりません. ご了承ください.

本書に記載されている内容は，出版時の最新情報に基づくとともに，臨床例
をもとに正確かつ普遍化すべく，執筆者，編集者，監修者，編集委員ならび
に出版社それぞれが最善の努力をしております. しかし，本書の記載内容に
よりトラブルや損害，不測の事故等が生じた場合，執筆者，編集者，監修者，
編集委員ならびに出版社は，その責を負いかねます.
また，本書に記載されている医薬品や機器等の使用にあたっては，常に最新
の各々の添付文書や取り扱い説明書を参照のうえ，適応や使用方法等をご確
認ください. 　　　　　　　　　　　　　　　　　　　　　　　株式会社Gakken

JCOPY 〈出版者著作権管理機構　委託出版物〉
本書の無断複写は著作権法上での例外を除き禁じられています. 複写される
場合は，そのつど事前に，出版者著作権管理機構（Tel 03-5244-5088，FAX 03-
5244-5089，e-mail: info@jcopy.or.jp）の許諾を得てください.

※「秀潤社」は，株式会社Gakken の医学書・雑誌のブランド名です.
学研グループの書籍・雑誌についての新刊情報・詳細情報は，下記をご覧くだ
さい.
　学研出版サイト　　https://hon.gakken.jp/

手術イラスト：土橋克男
表紙イラスト：株式会社日本グラフィックス
本文デザイン・DTP：株式会社センターメディア